Datum ____________

Frühstück

Mittag

Stimmung / Fitnesslevel

☐ ☐ ☐ ☐ ☐

☐ ☐ ☐ ☐ ☐

Abendessen

Gewicht ____________

Masse

Brust ____________

Taille ____________

Hüften ____________

Schenkel ____________

Arme ____________

Snacks

Sport

Datum ____________________

Frühstück

Mittag

Abendessen

Snacks

Sport

Notizen

Stimmung / Fitnesslevel

☐ ☐ ☐ ☐ ☐

☐ ☐ ☐ ☐ ☐

Sachen die gut laufen :

Datum ____________

Frühstück

Mittag

Stimmung / Fitnesslevel

☐ ☐ ☐ ☐ ☐

☐ ☐ ☐ ☐ ☐

Abendessen

Sachen, die nicht
so gut laufen:

Snacks

Sport

Datum ______________

Frühstück

Mittag

Abendessen

Snacks

Sport

Notizen

Stimmung / Fitnesslevel

☐ ☐ ☐ ☐ ☐

☐ ☐ ☐ ☐ ☐

Dinge, die ich ändern sollte :

Datum ____________

Frühstück

Mittag

Stimmung / Fitnesslevel

Abendessen

Dinge, die ich verändert habe:.

Snacks

Sport

Datum ____________________

Frühstück

Mittag

Abendessen

Snacks

Sport

Notizen

Stimmung / Fitnesslevel

☐ ☐ ☐ ☐ ☐

☐ ☐ ☐ ☐ ☐

Gewicht ____________

Masse

Brust ____________

Taille ____________

Hüften ____________

Schenkel ____________

Arme ____________

Datum ____________

Frühstück

Mittag

Stimmung / Fitnesslevel

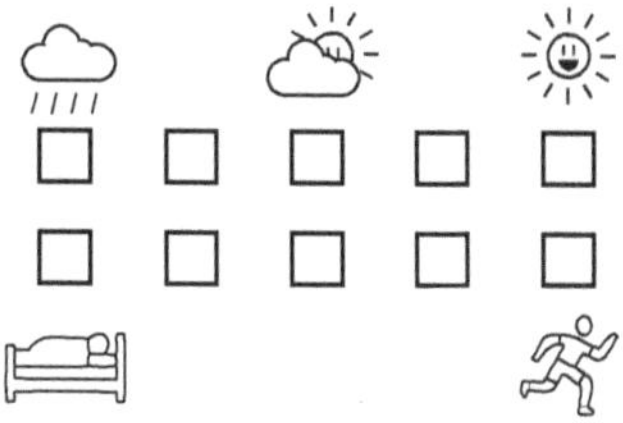

Abendessen

Veränderung ____________
(vgl. mit Tag 1)

Snacks

Sport

Datum ____________________

Frühstück

Mittag

Abendessen

Snacks

Sport

Notizen

Stimmung / Fitnesslevel

☐ ☐ ☐ ☐ ☐

☐ ☐ ☐ ☐ ☐

Sachen die gut laufen :

Datum ____________

Frühstück

Mittag

Stimmung / Fitnesslevel

☐ ☐ ☐ ☐ ☐

☐ ☐ ☐ ☐ ☐

Abendessen

Sachen, die nicht
so gut laufen:

Snacks

Sport

Datum ____________

Frühstück

Mittag

Abendessen

Snacks

Sport

Notizen

Stimmung / Fitnesslevel

☐ ☐ ☐ ☐ ☐

☐ ☐ ☐ ☐ ☐

Dinge, die ich ändern sollte :

Datum ____________

Frühstück

Mittag

Stimmung / Fitnesslevel

Abendessen

Dinge, die ich verändert habe:.

Snacks

Sport

Datum ______________

Notizen

Frühstück

Mittag

Stimmung / Fitnesslevel

Abendessen

Gewicht ______________

Masse

Brust ______________

Taille ______________

Hüften ______________

Schenkel ______________

Arme ______________

Snacks

Sport

Datum ____________

Frühstück

Mittag

Stimmung / Fitnesslevel

Abendessen

Veränderung ____________
(vgl. mit Tag 1)

Snacks

Sport

Datum ____________

Frühstück

Mittag

Abendessen

Snacks

Sport

Notizen

Stimmung / Fitnesslevel

☐ ☐ ☐ ☐ ☐

☐ ☐ ☐ ☐ ☐

Sachen die gut laufen :

Datum ____________

Frühstück

Mittag

Stimmung / Fitnesslevel

☐ ☐ ☐ ☐ ☐

☐ ☐ ☐ ☐ ☐

Abendessen

Sachen, die nicht
so gut laufen:

Snacks

Sport

Datum ____________________

Frühstück

Mittag

Abendessen

Snacks

Sport

Notizen

Stimmung / Fitnesslevel

Dinge, die ich ändern sollte :

Frühstück

Mittag

Stimmung / Fitnesslevel

☐ ☐ ☐ ☐ ☐

☐ ☐ ☐ ☐ ☐

Abendessen

Dinge, die ich verändert habe:.

Snacks

Sport

Datum ______________

Frühstück

Mittag

Abendessen

Snacks

Sport

Notizen

Stimmung / Fitnesslevel

☐ ☐ ☐ ☐ ☐

☐ ☐ ☐ ☐ ☐

Gewicht ______________

Masse

Brust ______________

Taille ______________

Hüften ______________

Schenkel ______________

Arme ______________

Datum ____________

Frühstück

Mittag

Stimmung / Fitnesslevel

☐ ☐ ☐ ☐ ☐

☐ ☐ ☐ ☐ ☐

Abendessen

Veränderung ____________
(vgl. mit Tag 1)

Snacks

Sport

20 Datum ____________

Notizen

Frühstück

Mittag

Stimmung / Fitnesslevel

☐ ☐ ☐ ☐ ☐

☐ ☐ ☐ ☐ ☐

Abendessen

Sachen die gut laufen :

Snacks

Sport

Datum ____________

Stimmung / Fitnesslevel

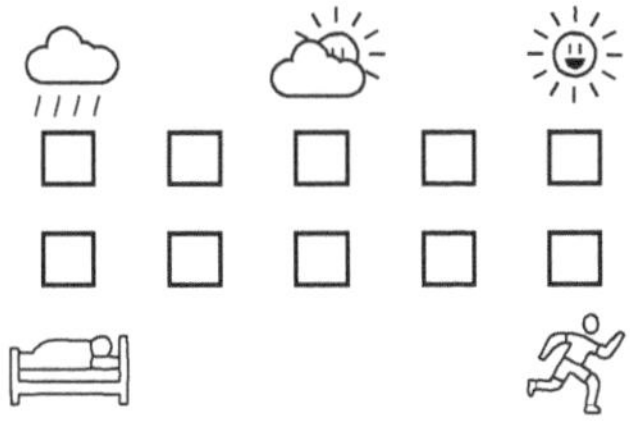

Sachen, die nicht so gut laufen:

Frühstück

Mittag

Abendessen

Snacks

Sport

Datum ____________

Frühstück

Mittag

Abendessen

Snacks

Sport

Notizen

Stimmung / Fitnesslevel

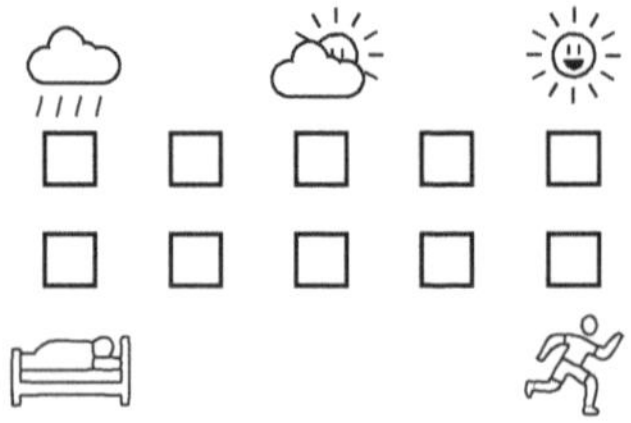

Dinge, die ich ändern sollte :

Datum ____________

Frühstück

Mittag

Abendessen

Snacks

Sport

Stimmung / Fitnesslevel

☐ ☐ ☐ ☐ ☐

☐ ☐ ☐ ☐ ☐

Dinge, die ich verändert habe:.

Datum ____________

Frühstück

Mittag

Abendessen

Snacks

Sport

Notizen

Stimmung / Fitnesslevel

☐ ☐ ☐ ☐ ☐

☐ ☐ ☐ ☐ ☐

Gewicht ____________

Masse

Brust ____________

Taille ____________

Hüften ____________

Schenkel ____________

Arme ____________

Datum ____________

Frühstück

Mittag

Abendessen

Snacks

Sport

Stimmung / Fitnesslevel

☐ ☐ ☐ ☐ ☐

☐ ☐ ☐ ☐ ☐

Veränderung ____________
(vgl. mit Tag 1)

Datum ____________________

Frühstück

Mittag

Abendessen

Snacks

Sport

Notizen

Stimmung / Fitnesslevel

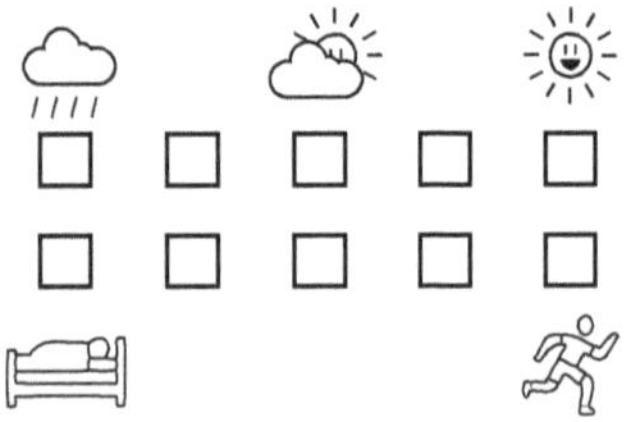

Sachen die gut laufen :

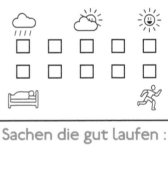

Datum ____________

Frühstück

Mittag

Abendessen

Snacks

Sport

Stimmung / Fitnesslevel

☐ ☐ ☐ ☐ ☐

☐ ☐ ☐ ☐ ☐

Sachen, die nicht so gut laufen:

Datum ____________________

Notizen

Frühstück

Mittag

Stimmung / Fitnesslevel

☐ ☐ ☐ ☐ ☐

☐ ☐ ☐ ☐ ☐

Abendessen

Dinge, die ich ändern sollte :

Snacks

Sport

Datum ____________

Frühstück

Mittag

Stimmung / Fitnesslevel

☐ ☐ ☐ ☐ ☐

☐ ☐ ☐ ☐ ☐

Abendessen

Dinge, die ich verändert habe:.

Snacks

Sport

Datum ______________

Frühstück

Mittag

Abendessen

Snacks

Sport

Notizen

Stimmung / Fitnesslevel

☐ ☐ ☐ ☐ ☐

☐ ☐ ☐ ☐ ☐

Gewicht ______________

Masse

Brust ______________

Taille ______________

Hüften ______________

Schenkel ______________

Arme ______________

Datum ____________

Frühstück

Mittag

Stimmung / Fitnesslevel

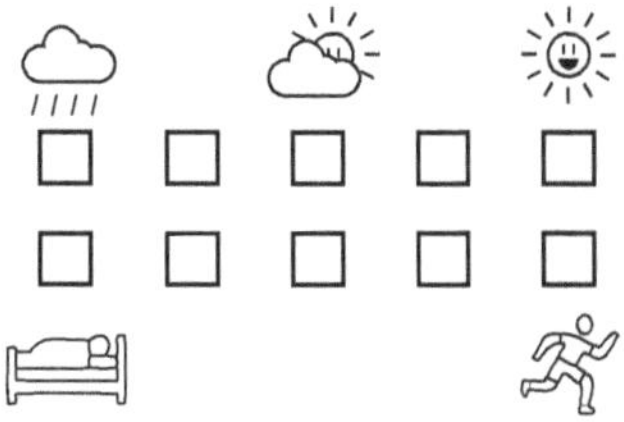

Abendessen

Veränderung ____________
(vgl. mit Tag 1)

Snacks

Sport

Datum ______________

Notizen

Frühstück

Mittag

Stimmung / Fitnesslevel

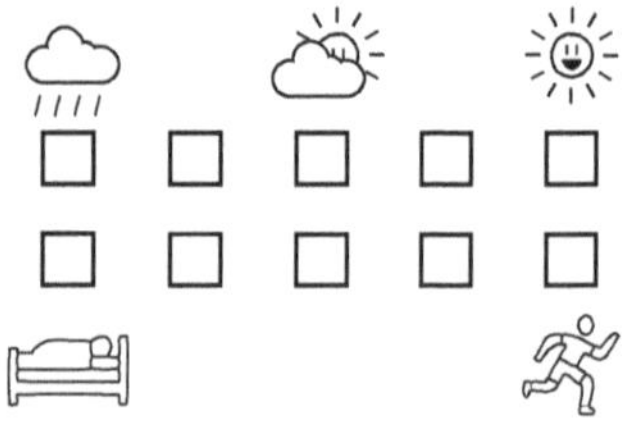

Abendessen

Sachen die gut laufen :

Snacks

Sport

Frühstück

Mittag

Stimmung / Fitnesslevel

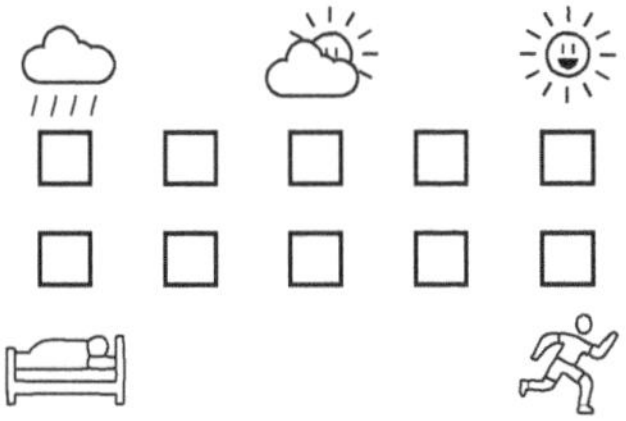

Abendessen

Sachen, die nicht so gut laufen:

Snacks

Sport

Datum ________________

Frühstück

Mittag

Abendessen

Snacks

Sport

Notizen

Stimmung / Fitnesslevel

☐ ☐ ☐ ☐ ☐

☐ ☐ ☐ ☐ ☐

Dinge, die ich ändern sollte :

Datum ____________

Frühstück

Mittag

Stimmung / Fitnesslevel

Abendessen

Dinge, die ich verändert habe:.

Snacks

Sport

Datum ____________

Notizen

Frühstück

Mittag

Stimmung / Fitnesslevel

☐ ☐ ☐ ☐ ☐

☐ ☐ ☐ ☐ ☐

Abendessen

Gewicht ____________

Masse

Brust ____________

Taille ____________

Hüften ____________

Schenkel ____________

Arme ____________

Snacks

Sport

Frühstück

Mittag

Stimmung / Fitnesslevel

☐ ☐ ☐ ☐ ☐

☐ ☐ ☐ ☐ ☐

Abendessen

Veränderung ____________
(vgl. mit Tag 1)

Snacks

Sport

Datum ____________

Frühstück

Mittag

Abendessen

Snacks

Sport

Notizen

Stimmung / Fitnesslevel

☐ ☐ ☐ ☐ ☐

☐ ☐ ☐ ☐ ☐

Sachen die gut laufen :

Datum ____________

Frühstück

Mittag

Stimmung / Fitnesslevel

☐ ☐ ☐ ☐ ☐

☐ ☐ ☐ ☐ ☐

Abendessen

Sachen, die nicht
so gut laufen:

Snacks

Sport

Datum ____________

Frühstück

Mittag

Abendessen

Snacks

Sport

Notizen

Stimmung / Fitnesslevel

☐ ☐ ☐ ☐ ☐

☐ ☐ ☐ ☐ ☐

Dinge, die ich
ändern sollte :

Datum ____________

Frühstück

Mittag

Stimmung / Fitnesslevel

Abendessen

Dinge, die ich verändert habe:.

Snacks

Sport

Datum ____________

Frühstück

Mittag

Abendessen

Snacks

Sport

Notizen

Stimmung / Fitnesslevel

☐ ☐ ☐ ☐ ☐

☐ ☐ ☐ ☐ ☐

Gewicht ____________

Masse

Brust ____________

Taille ____________

Hüften ____________

Schenkel ____________

Arme ____________

Datum ___________

Frühstück

Mittag

Stimmung / Fitnesslevel

☐ ☐ ☐ ☐ ☐

☐ ☐ ☐ ☐ ☐

Abendessen

Veränderung ___________
(vgl. mit Tag 1)

Snacks

Sport

Datum ______________

Frühstück

Mittag

Abendessen

Snacks

Sport

Notizen

Stimmung / Fitnesslevel

☐ ☐ ☐ ☐ ☐

☐ ☐ ☐ ☐ ☐

Sachen die gut laufen :

Datum ____________

Frühstück

Mittag

Abendessen

Snacks

Sport

Stimmung / Fitnesslevel

☐ ☐ ☐ ☐ ☐

☐ ☐ ☐ ☐ ☐

Sachen, die nicht so gut laufen:

Datum ____________

Notizen

Frühstück

Mittag

Stimmung / Fitnesslevel

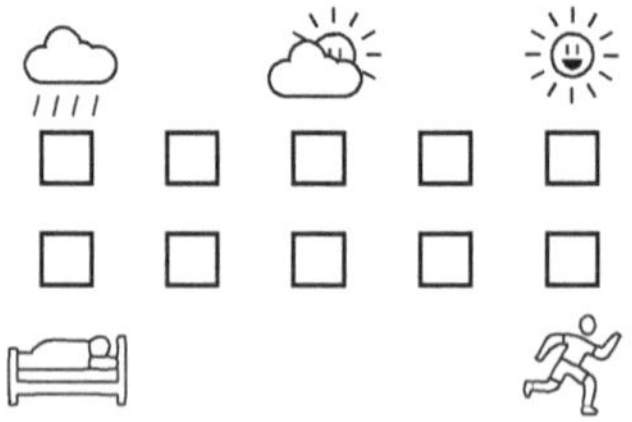

Abendessen

Dinge, die ich ändern sollte :

Snacks

Sport

Datum ______________

Frühstück

Mittag

Stimmung / Fitnesslevel

☐ ☐ ☐ ☐ ☐

☐ ☐ ☐ ☐ ☐

Abendessen

Dinge, die ich verändert habe:.

Snacks

Sport

Datum ______________

Frühstück

Mittag

Abendessen

Snacks

Sport

Notizen

Stimmung / Fitnesslevel

Gewicht ______________

Masse

Brust ______________

Taille ______________

Hüften ______________

Schenkel ______________

Arme ______________

Datum ______________

Frühstück

Mittag

Stimmung / Fitnesslevel

☐ ☐ ☐ ☐ ☐

☐ ☐ ☐ ☐ ☐

Abendessen

Veränderung ______________
(vgl. mit Tag 1)

Snacks

Sport

Datum ____________

Frühstück

Mittag

Abendessen

Snacks

Sport

Notizen

Stimmung / Fitnesslevel

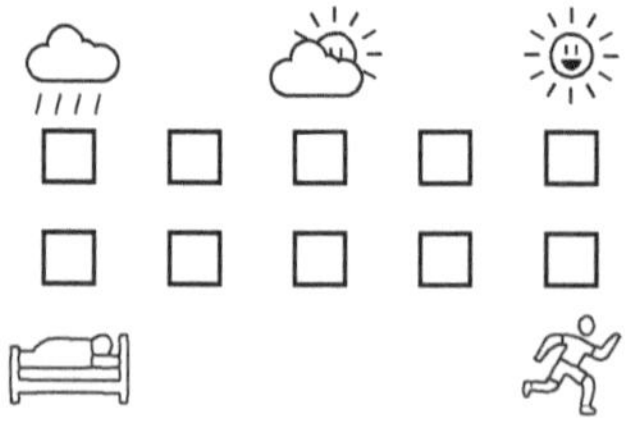

Sachen die gut laufen :

Datum ____________

Frühstück

Mittag

Abendessen

Snacks

Sport

Stimmung / Fitnesslevel

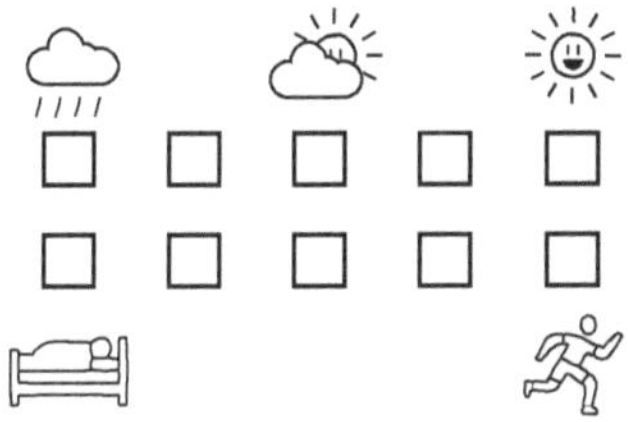

Sachen, die nicht so gut laufen:

Datum ____________

Frühstück

Mittag

Abendessen

Snacks

Sport

Notizen

Stimmung / Fitnesslevel

Dinge, die ich ändern sollte :

Datum ____________

Frühstück

Mittag

Abendessen

Snacks

Sport

Stimmung / Fitnesslevel

☐ ☐ ☐ ☐ ☐

☐ ☐ ☐ ☐ ☐

Dinge, die ich verändert habe:.

Datum ____________

Frühstück

Mittag

Abendessen

Snacks

Sport

Notizen

Stimmung / Fitnesslevel

☐ ☐ ☐ ☐ ☐

☐ ☐ ☐ ☐ ☐

Gewicht ____________

Masse

Brust ____________

Taille ____________

Hüften ____________

Schenkel ____________

Arme ____________

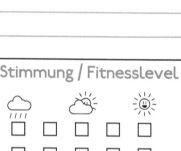

Datum ______________

Stimmung / Fitnesslevel

☐ ☐ ☐ ☐ ☐

☐ ☐ ☐ ☐ ☐

Sachen, die nicht so gut laufen:

Frühstück

Mittag

Abendessen

Snacks

Sport

Datum ____________

Frühstück

Mittag

Abendessen

Snacks

Sport

Notizen

Stimmung / Fitnesslevel

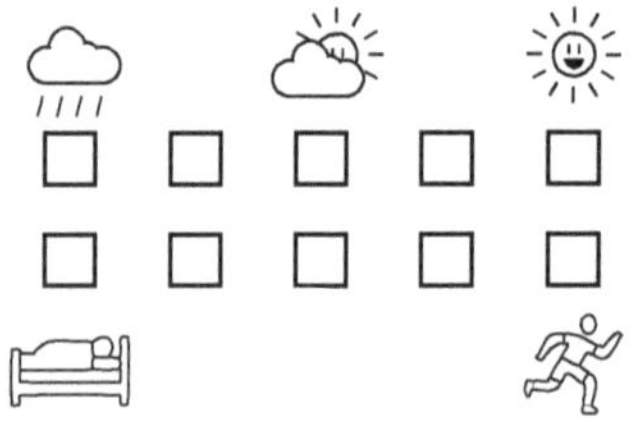

Dinge, die ich ändern sollte :

Datum ____________

Frühstück

Mittag

Stimmung / Fitnesslevel

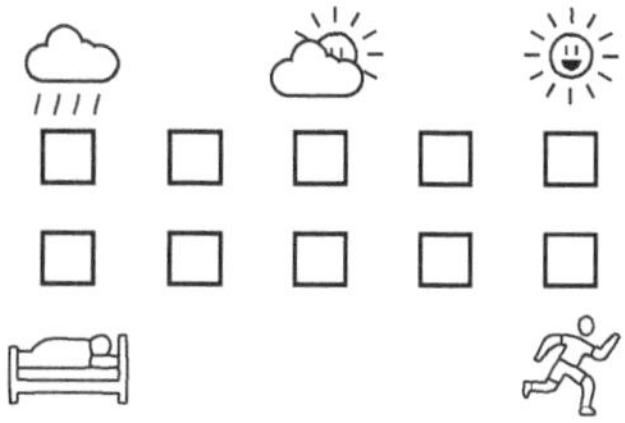

Abendessen

Dinge, die ich verändert habe:.

Snacks

Sport

Datum ____________________

Frühstück

Mittag

Abendessen

Snacks

Sport

Notizen

Stimmung / Fitnesslevel

☐ ☐ ☐ ☐ ☐

☐ ☐ ☐ ☐ ☐

Gewicht ____________

Masse

Brust ____________

Taille ____________

Hüften ____________

Schenkel ____________

Arme ____________

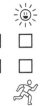

Datum

Frühstück

Mittag

Stimmung / Fitnesslevel

☐ ☐ ☐ ☐ ☐

☐ ☐ ☐ ☐ ☐

Abendessen

Veränderung
(vgl. mit Tag 1)

Snacks

Sport

Datum ______________

Frühstück

Mittag

Abendessen

Snacks

Sport

Notizen

Stimmung / Fitnesslevel

☐ ☐ ☐ ☐ ☐

☐ ☐ ☐ ☐ ☐

Sachen die gut laufen :

Datum ____________

Frühstück

Mittag

Stimmung / Fitnesslevel

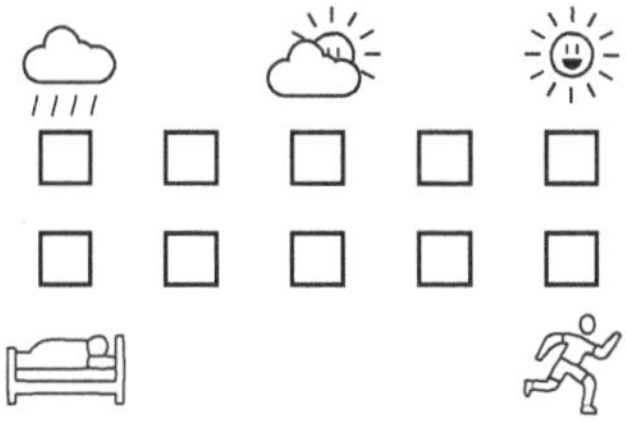

Abendessen

Sachen, die nicht so gut laufen:

Snacks

Sport

Datum ____________________

Notizen

Frühstück

Mittag

Stimmung / Fitnesslevel

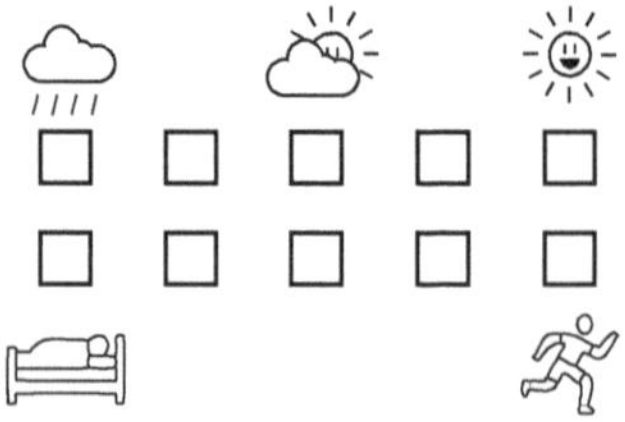

Abendessen

Dinge, die ich ändern sollte :

Snacks

Sport

Datum ____________

Frühstück

Mittag

Stimmung / Fitnesslevel

☐ ☐ ☐ ☐ ☐

☐ ☐ ☐ ☐ ☐

Abendessen

Dinge, die ich verändert habe:.

Snacks

Sport

Datum ____________

Frühstück

Mittag

Abendessen

Snacks

Sport

Notizen

Stimmung / Fitnesslevel

☐ ☐ ☐ ☐ ☐

☐ ☐ ☐ ☐ ☐

Gewicht ____________

Masse

Brust ____________

Taille ____________

Hüften ____________

Schenkel ____________

Arme ____________

Datum ____________

Frühstück

Mittag

Abendessen

Snacks

Sport

Stimmung / Fitnesslevel

Veränderung ____________
(vgl. mit Tag 1)

Datum ____________________

Frühstück

Mittag

Abendessen

Snacks

Sport

Notizen

Stimmung / Fitnesslevel

☐ ☐ ☐ ☐ ☐

☐ ☐ ☐ ☐ ☐

Sachen die gut laufen :

Datum ____________

Frühstück

Mittag

Abendessen

Snacks

Sport

Stimmung / Fitnesslevel

Sachen, die nicht so gut laufen:

Datum ________________

Notizen

Frühstück

Mittag

Stimmung / Fitnesslevel

☐ ☐ ☐ ☐ ☐

☐ ☐ ☐ ☐ ☐

Abendessen

Dinge, die ich ändern sollte :

Snacks

Sport

Datum ____________

Frühstück

Mittag

Stimmung / Fitnesslevel

☐ ☐ ☐ ☐ ☐

☐ ☐ ☐ ☐ ☐

Abendessen

Dinge, die ich verändert habe:.

Snacks

Sport

Datum ____________

Frühstück

Mittag

Abendessen

Snacks

Sport

Notizen

Stimmung / Fitnesslevel

☐ ☐ ☐ ☐ ☐

☐ ☐ ☐ ☐ ☐

Gewicht ____________

Masse

Brust ____________

Taille ____________

Hüften ____________

Schenkel ____________

Arme ____________

Datum ____________ 73

Frühstück

Mittag

Stimmung / Fitnesslevel

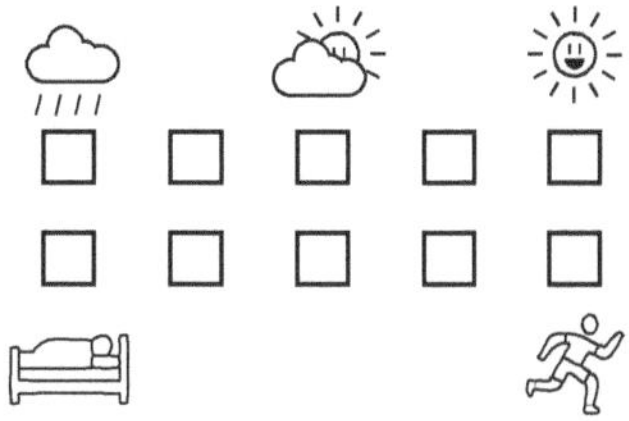

Abendessen

Veränderung ____________
(vgl. mit Tag 1)

Snacks

Sport

Datum ____________

Notizen

Frühstück

Mittag

Stimmung / Fitnesslevel

☐ ☐ ☐ ☐ ☐

☐ ☐ ☐ ☐ ☐

Abendessen

Sachen die gut laufen :

Snacks

Sport

Datum ____________

Frühstück

Mittag

Stimmung / Fitnesslevel

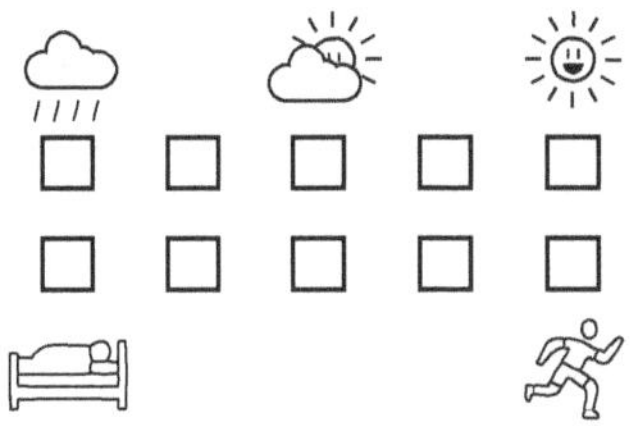

Abendessen

Sachen, die nicht
so gut laufen:

Snacks

Sport

Datum ____________

Notizen

Frühstück

Mittag

Stimmung / Fitnesslevel

Abendessen

Dinge, die ich ändern sollte :

Snacks

Sport

Datum ____________

Frühstück

Mittag

Stimmung / Fitnesslevel

☐ ☐ ☐ ☐ ☐

☐ ☐ ☐ ☐ ☐

Abendessen

Dinge, die ich verändert habe:.

Snacks

Sport

Datum ____________

Notizen

Frühstück

Mittag

Stimmung / Fitnesslevel

☐ ☐ ☐ ☐ ☐

☐ ☐ ☐ ☐ ☐

Abendessen

Gewicht ____________

Masse

Brust ____________

Taille ____________

Hüften ____________

Schenkel ____________

Arme ____________

Snacks

Sport

Datum ____________

Frühstück

Mittag

Stimmung / Fitnesslevel

☐ ☐ ☐ ☐ ☐

☐ ☐ ☐ ☐ ☐

Abendessen

Veränderung ____________
(vgl. mit Tag 1)

Snacks

Sport

Datum ____________

Frühstück

Mittag

Abendessen

Snacks

Sport

Notizen

Stimmung / Fitnesslevel

☐ ☐ ☐ ☐ ☐

☐ ☐ ☐ ☐ ☐

Sachen die gut laufen :

Datum ____________

Frühstück

Mittag

Abendessen

Snacks

Sport

Stimmung / Fitnesslevel

☐ ☐ ☐ ☐ ☐

☐ ☐ ☐ ☐ ☐

Sachen, die nicht so gut laufen:

Datum ______________

Notizen

Frühstück

Mittag

Abendessen

Stimmung / Fitnesslevel

☐ ☐ ☐ ☐ ☐

☐ ☐ ☐ ☐ ☐

Dinge, die ich ändern sollte :

Snacks

Sport

Datum ____________

Frühstück

Mittag

Stimmung / Fitnesslevel

☐ ☐ ☐ ☐ ☐

☐ ☐ ☐ ☐ ☐

Abendessen

Dinge, die ich verändert habe:.

Snacks

Sport

Datum ____________

Notizen

Frühstück

Mittag

Stimmung / Fitnesslevel

Abendessen

Gewicht ____________

Masse

Brust ____________

Taille ____________

Hüften ____________

Schenkel ____________

Arme ____________

Snacks

Sport

Datum ______________

Frühstück

Mittag

Stimmung / Fitnesslevel

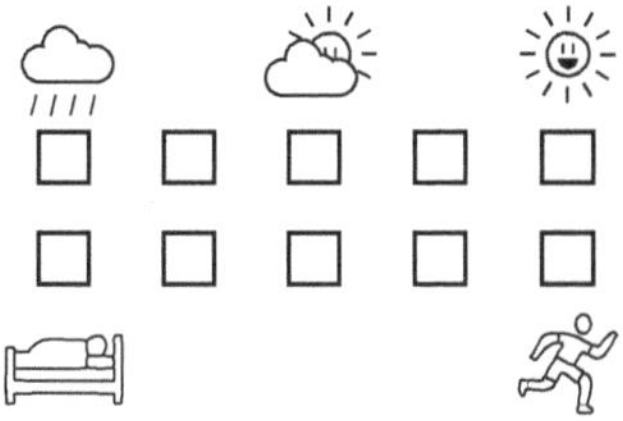

Abendessen

Veränderung ______________
(vgl. mit Tag 1)

Snacks

Sport

Datum ____________________

Frühstück

Mittag

Abendessen

Snacks

Sport

Notizen

Stimmung / Fitnesslevel

Sachen die gut laufen :

Datum ____________

Frühstück

Mittag

Stimmung / Fitnesslevel

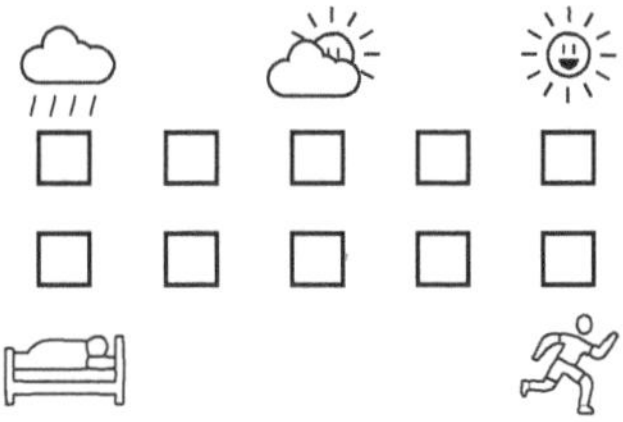

Abendessen

Sachen, die nicht so gut laufen:

Snacks

Sport

Datum ____________

Frühstück

Mittag

Abendessen

Snacks

Sport

Notizen

Stimmung / Fitnesslevel

☐ ☐ ☐ ☐ ☐

☐ ☐ ☐ ☐ ☐

Dinge, die ich ändern sollte :

Datum ______________

Frühstück

Mittag

Stimmung / Fitnesslevel

☐ ☐ ☐ ☐ ☐

☐ ☐ ☐ ☐ ☐

Abendessen

Dinge, die ich verändert habe:.

Snacks

Sport

Datum ____________

Notizen

Frühstück

Mittag

Abendessen

Snacks

Sport

Stimmung / Fitnesslevel

Gewicht ____________

Masse

Brust ____________

Taille ____________

Hüften ____________

Schenkel ____________

Arme ____________

Datum ____________

Frühstück

Mittag

Abendessen

Snacks

Sport

Stimmung / Fitnesslevel

☐ ☐ ☐ ☐ ☐

☐ ☐ ☐ ☐ ☐

Veränderung ____________
(vgl. mit Tag 1)

Datum ________________

Notizen

Frühstück

Mittag

Stimmung / Fitnesslevel

☐ ☐ ☐ ☐ ☐

☐ ☐ ☐ ☐ ☐

Abendessen

Sachen die gut laufen :

Snacks

Sport

Datum ____________

Frühstück

Mittag

Abendessen

Snacks

Sport

Stimmung / Fitnesslevel

☐ ☐ ☐ ☐ ☐

☐ ☐ ☐ ☐ ☐

Sachen, die nicht so gut laufen:

Datum ______________

Frühstück

Mittag

Abendessen

Snacks

Sport

Notizen

Stimmung / Fitnesslevel

☐ ☐ ☐ ☐ ☐

☐ ☐ ☐ ☐ ☐

Dinge, die ich ändern sollte :

Datum ____________

Frühstück

Mittag

Stimmung / Fitnesslevel

☐ ☐ ☐ ☐ ☐

☐ ☐ ☐ ☐ ☐

Abendessen

Dinge, die ich verändert habe:.

Snacks

Sport

Datum ____________

Notizen

Frühstück

Mittag

Abendessen

Snacks

Sport

Stimmung / Fitnesslevel

☐ ☐ ☐ ☐ ☐

☐ ☐ ☐ ☐ ☐

Gewicht ____________

Masse

Brust ____________

Taille ____________

Hüften ____________

Schenkel ____________

Arme ____________

Datum ____________

Frühstück

Mittag

Stimmung / Fitnesslevel

Abendessen

Veränderung ____________
(vgl. mit Tag 1)

Snacks

Sport

Datum ________________

Notizen

Frühstück

Mittag

Stimmung / Fitnesslevel

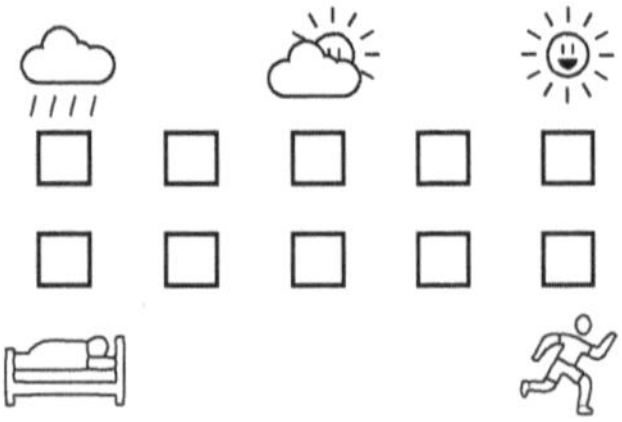

Abendessen

Sachen die gut laufen :

Snacks

Sport

Datum ____________

Frühstück

Mittag

Stimmung / Fitnesslevel

☐ ☐ ☐ ☐ ☐

☐ ☐ ☐ ☐ ☐

Abendessen

Sachen, die nicht
so gut laufen:

Snacks

Sport

Datum ________________

Notizen

Frühstück

Mittag

Stimmung / Fitnesslevel

☐ ☐ ☐ ☐ ☐

☐ ☐ ☐ ☐ ☐

Abendessen

Dinge, die ich ändern sollte :

Snacks

Sport

Datum ______________

Frühstück

Mittag

Stimmung / Fitnesslevel

☐ ☐ ☐ ☐ ☐

☐ ☐ ☐ ☐ ☐

Abendessen

Dinge, die ich verändert habe:.

Snacks

Sport

Datum ______________

Frühstück

Mittag

Abendessen

Snacks

Sport

Notizen

Stimmung / Fitnesslevel

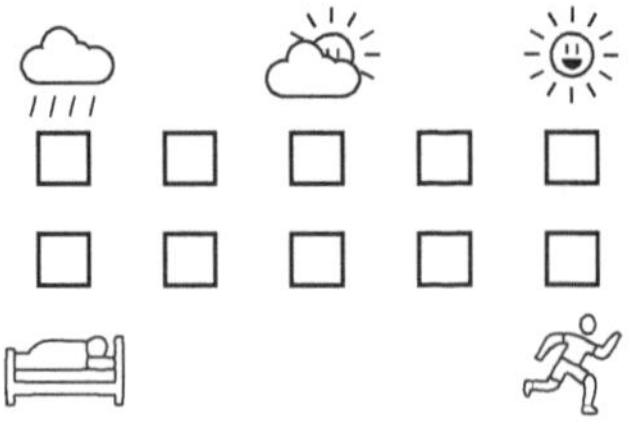

Gewicht ______________

Masse

Brust ______________

Taille ______________

Hüften ______________

Schenkel ______________

Arme ______________

Datum

Frühstück

Mittag

Stimmung / Fitnesslevel

☐ ☐ ☐ ☐ ☐

☐ ☐ ☐ ☐ ☐

Abendessen

Veränderung
(vgl. mit Tag 1)

Snacks

Sport

Datum ________________

Frühstück

Mittag

Abendessen

Snacks

Sport

Notizen

Stimmung / Fitnesslevel

☐ ☐ ☐ ☐ ☐

☐ ☐ ☐ ☐ ☐

Sachen die gut laufen :

Datum ____________

Frühstück

Mittag

Stimmung / Fitnesslevel

☐ ☐ ☐ ☐ ☐

☐ ☐ ☐ ☐ ☐

Abendessen

Sachen, die nicht
so gut laufen:

Snacks

Sport

Datum ____________

Notizen

Frühstück

Mittag

Stimmung / Fitnesslevel

☐ ☐ ☐ ☐ ☐

☐ ☐ ☐ ☐ ☐

Abendessen

Dinge, die ich ändern sollte :

Snacks

Sport

Datum ______________

Frühstück

Mittag

Stimmung / Fitnesslevel

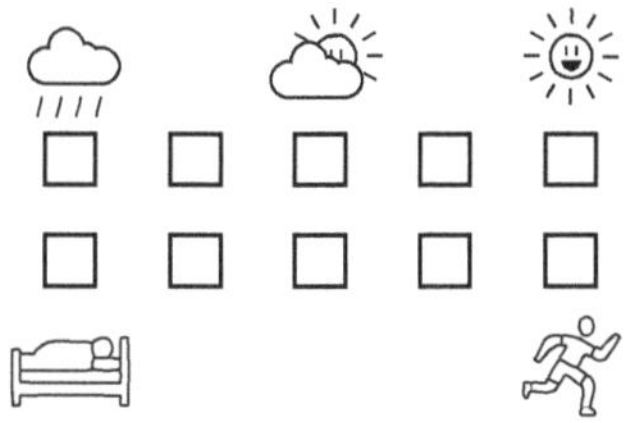

Abendessen

Dinge, die ich verändert habe:.

Snacks

Sport

Datum ____________

Notizen

Frühstück

Mittag

Abendessen

Stimmung / Fitnesslevel

☐ ☐ ☐ ☐ ☐

☐ ☐ ☐ ☐ ☐

Gewicht ____________

Masse

Brust ____________

Taille ____________

Hüften ____________

Schenkel ____________

Arme ____________

Snacks

Sport

Datum ____________

Frühstück

Mittag

Stimmung / Fitnesslevel

☐ ☐ ☐ ☐ ☐

☐ ☐ ☐ ☐ ☐

Abendessen

Veränderung ____________
(vgl. mit Tag 1)

Snacks

Sport

Datum ____________________

Notizen

Frühstück

Mittag

Stimmung / Fitnesslevel

☐ ☐ ☐ ☐ ☐

☐ ☐ ☐ ☐ ☐

Abendessen

Sachen die gut laufen :

Snacks

Sport

Datum ____________

Frühstück

Mittag

Stimmung / Fitnesslevel

☐ ☐ ☐ ☐ ☐

☐ ☐ ☐ ☐ ☐

Abendessen

Sachen, die nicht so gut laufen:

Snacks

Sport

Datum ____________

Frühstück

Mittag

Abendessen

Snacks

Sport

Notizen

Stimmung / Fitnesslevel

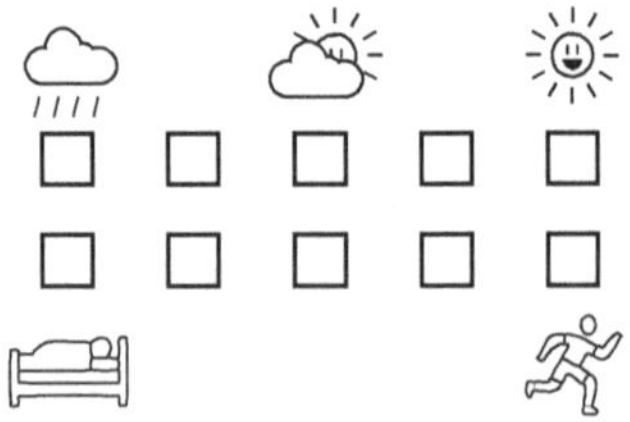

Dinge, die ich ändern sollte :

Datum ____________

Frühstück

Mittag

Abendessen

Snacks

Sport

Stimmung / Fitnesslevel

☐ ☐ ☐ ☐ ☐

☐ ☐ ☐ ☐ ☐

Dinge, die ich verändert habe:.

Datum ____________

Notizen

Frühstück

Mittag

Abendessen

Snacks

Sport

Stimmung / Fitnesslevel

☐ ☐ ☐ ☐ ☐

☐ ☐ ☐ ☐ ☐

Gewicht ____________

Masse

Brust ____________

Taille ____________

Hüften ____________

Schenkel ____________

Arme ____________

Datum ____________

Frühstück

Mittag

Stimmung / Fitnesslevel

☐ ☐ ☐ ☐ ☐

☐ ☐ ☐ ☐ ☐

Abendessen

Veränderung ____________

(vgl. mit Tag 1)

Snacks

Sport

Datum ____________

Frühstück

Mittag

Abendessen

Snacks

Sport

Notizen

Stimmung / Fitnesslevel

☐ ☐ ☐ ☐ ☐

☐ ☐ ☐ ☐ ☐

Sachen die gut laufen :

Datum ____________

Frühstück

Mittag

Stimmung / Fitnesslevel

☐ ☐ ☐ ☐ ☐

☐ ☐ ☐ ☐ ☐

Abendessen

Sachen, die nicht so gut laufen:

Snacks

Sport

Datum ____________

Frühstück

Mittag

Abendessen

Snacks

Sport

Notizen

Stimmung / Fitnesslevel

☐ ☐ ☐ ☐ ☐

☐ ☐ ☐ ☐ ☐

Dinge, die ich ändern sollte :

Datum ____________

Frühstück

Mittag

Stimmung / Fitnesslevel

☐ ☐ ☐ ☐ ☐

☐ ☐ ☐ ☐ ☐

Abendessen

Dinge, die ich verändert habe:.

Snacks

Sport

Datum ____________

Frühstück

Mittag

Abendessen

Snacks

Sport

Notizen

Stimmung / Fitnesslevel

☐ ☐ ☐ ☐ ☐

☐ ☐ ☐ ☐ ☐

Gewicht ____________

Masse

Brust ____________

Taille ____________

Hüften ____________

Schenkel ____________

Arme ____________

Datum ____________

Frühstück

Mittag

Stimmung / Fitnesslevel

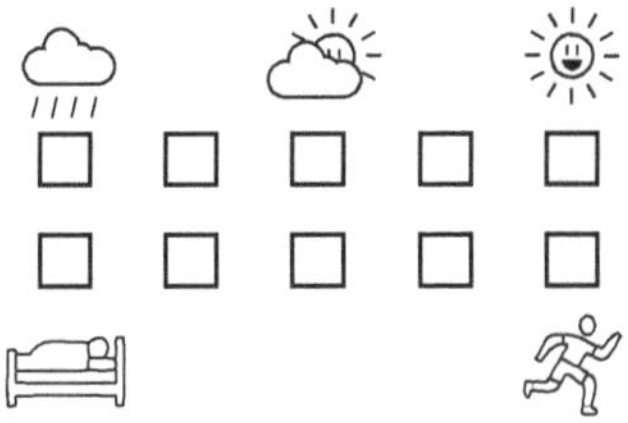

Abendessen

Veränderung ____________
(vgl. mit Tag 1)

Snacks

Sport

Datum ____________

Frühstück

Mittag

Abendessen

Snacks

Sport

Notizen

Stimmung / Fitnesslevel

☐ ☐ ☐ ☐ ☐

☐ ☐ ☐ ☐ ☐

Sachen die gut laufen :

Datum ______ 123

Frühstück

Mittag

Stimmung / Fitnesslevel

☐ ☐ ☐ ☐ ☐

☐ ☐ ☐ ☐ ☐

Abendessen

Sachen, die nicht so gut laufen:

Snacks

Sport

Datum ____________

Frühstück

Mittag

Abendessen

Snacks

Sport

Notizen

Stimmung / Fitnesslevel

☐ ☐ ☐ ☐ ☐

☐ ☐ ☐ ☐ ☐

Dinge, die ich ändern sollte :

Datum ______

Frühstück

Mittag

Stimmung / Fitnesslevel

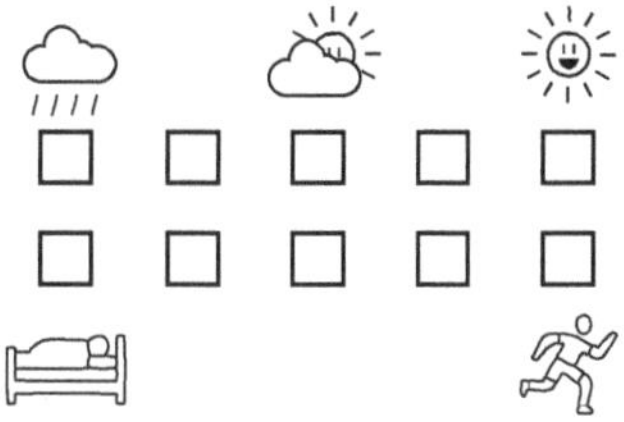

Abendessen

Dinge, die ich verändert habe:.

Snacks

Sport

Datum ____________________

Notizen

Frühstück

Mittag

Stimmung / Fitnesslevel

☐ ☐ ☐ ☐ ☐

☐ ☐ ☐ ☐ ☐

Abendessen

Gewicht ____________

Masse

Brust ____________

Taille ____________

Hüften ____________

Schenkel ____________

Arme ____________

Snacks

Sport

Datum ____________

Frühstück

Mittag

Abendessen

Snacks

Sport

Stimmung / Fitnesslevel

☐ ☐ ☐ ☐ ☐

☐ ☐ ☐ ☐ ☐

Veränderung ____________
(vgl. mit Tag 1)

Datum ____________________

Frühstück

Mittag

Abendessen

Snacks

Sport

Notizen

Stimmung / Fitnesslevel

☐ ☐ ☐ ☐ ☐

☐ ☐ ☐ ☐ ☐

Sachen die gut laufen :

Datum ____________

Frühstück

Mittag

Stimmung / Fitnesslevel

☐ ☐ ☐ ☐ ☐

☐ ☐ ☐ ☐ ☐

Abendessen

Sachen, die nicht so gut laufen:

Snacks

Sport

Datum ____________________

Frühstück

Mittag

Abendessen

Snacks

Sport

Notizen

Stimmung / Fitnesslevel

☐ ☐ ☐ ☐ ☐

☐ ☐ ☐ ☐ ☐

Dinge, die ich
ändern sollte :

Datum ______________

Stimmung / Fitnesslevel

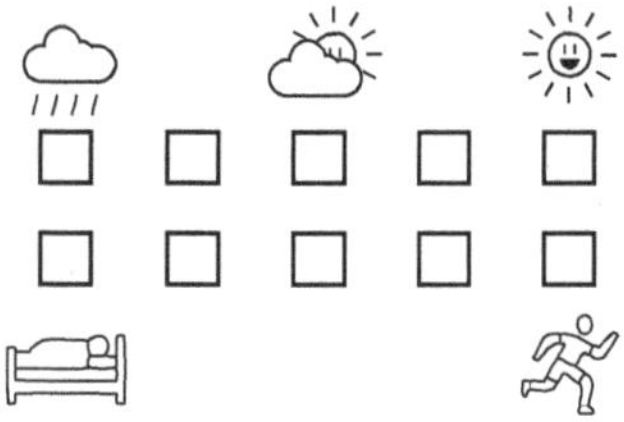

Dinge, die ich verändert habe:.

Frühstück

Mittag

Abendessen

Snacks

Sport

Datum ____________

Frühstück

Mittag

Abendessen

Snacks

Sport

Notizen

Stimmung / Fitnesslevel

☐ ☐ ☐ ☐ ☐

☐ ☐ ☐ ☐ ☐

Gewicht ____________

Masse

Brust ____________

Taille ____________

Hüften ____________

Schenkel ____________

Arme ____________

Datum ______________

Frühstück

Mittag

Stimmung / Fitnesslevel

☐ ☐ ☐ ☐ ☐

☐ ☐ ☐ ☐ ☐

Abendessen

Veränderung ______________
(vgl. mit Tag 1)

Snacks

Sport

Datum ____________________

Frühstück

Mittag

Abendessen

Snacks

Sport

Notizen

Stimmung / Fitnesslevel

☐ ☐ ☐ ☐ ☐

☐ ☐ ☐ ☐ ☐

Sachen die gut laufen :

Datum ____________

Frühstück

Mittag

Stimmung / Fitnesslevel

☐ ☐ ☐ ☐ ☐

☐ ☐ ☐ ☐ ☐

Abendessen

Sachen, die nicht so gut laufen:

Snacks

Sport

Datum ____________

Frühstück

Mittag

Abendessen

Snacks

Sport

Notizen

Stimmung / Fitnesslevel

☐ ☐ ☐ ☐ ☐

☐ ☐ ☐ ☐ ☐

Dinge, die ich ändern sollte :

Datum ____________

Frühstück

Mittag

Stimmung / Fitnesslevel

☐ ☐ ☐ ☐ ☐

☐ ☐ ☐ ☐ ☐

Abendessen

Dinge, die ich verändert habe:.

Snacks

Sport

Datum ____________

Frühstück

Mittag

Abendessen

Snacks

Sport

Notizen

Stimmung / Fitnesslevel

☐ ☐ ☐ ☐ ☐

☐ ☐ ☐ ☐ ☐

Gewicht ____________

Masse

Brust ____________

Taille ____________

Hüften ____________

Schenkel ____________

Arme ____________

Datum ____________

Frühstück

Mittag

Stimmung / Fitnesslevel

☐ ☐ ☐ ☐ ☐

☐ ☐ ☐ ☐ ☐

Abendessen

Veränderung ____________
(vgl. mit Tag 1)

Snacks

Sport

Datum ____________

Frühstück

Mittag

Abendessen

Snacks

Sport

Notizen

Stimmung / Fitnesslevel

☐ ☐ ☐ ☐ ☐

☐ ☐ ☐ ☐ ☐

Sachen die gut laufen :

Datum ____________

Stimmung / Fitnesslevel

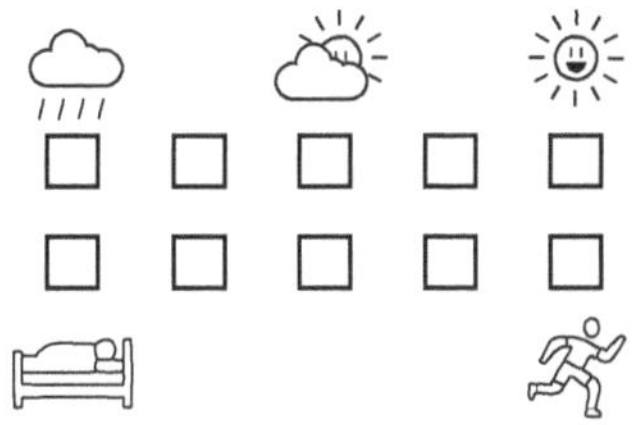

Sachen, die nicht so gut laufen:

Frühstück

Mittag

Abendessen

Snacks

Sport

Datum ______________

Frühstück

Mittag

Abendessen

Snacks

Sport

Notizen

Stimmung / Fitnesslevel

Dinge, die ich ändern sollte :

Datum ____________

Frühstück

Mittag

Stimmung / Fitnesslevel

☐ ☐ ☐ ☐ ☐

☐ ☐ ☐ ☐ ☐

Abendessen

Dinge, die ich verändert habe:.

Snacks

Sport

Datum ______________

Frühstück

Mittag

Abendessen

Snacks

Sport

Notizen

Stimmung / Fitnesslevel

☐ ☐ ☐ ☐ ☐

☐ ☐ ☐ ☐ ☐

Gewicht ______________

Masse

Brust ______________

Taille ______________

Hüften ______________

Schenkel ______________

Arme ______________

Datum ____________

Frühstück

Mittag

Stimmung / Fitnesslevel

☐ ☐ ☐ ☐ ☐

☐ ☐ ☐ ☐ ☐

Abendessen

Veränderung ____________
(vgl. mit Tag 1)

Snacks

Sport

Datum ____________________

Frühstück

Mittag

Abendessen

Snacks

Sport

Notizen

Stimmung / Fitnesslevel

☐ ☐ ☐ ☐ ☐

☐ ☐ ☐ ☐ ☐

Sachen die gut laufen :

Datum ____________

Frühstück

Mittag

Stimmung / Fitnesslevel

☐ ☐ ☐ ☐ ☐

☐ ☐ ☐ ☐ ☐

Abendessen

Sachen, die nicht so gut laufen:

Snacks

Sport

Datum ____________________

Notizen

Frühstück

Mittag

Stimmung / Fitnesslevel

☐ ☐ ☐ ☐ ☐

☐ ☐ ☐ ☐ ☐

Abendessen

Dinge, die ich ändern sollte :

Snacks

Sport

Datum ______________

Frühstück

Mittag

Abendessen

Snacks

Sport

Stimmung / Fitnesslevel

☐ ☐ ☐ ☐ ☐

☐ ☐ ☐ ☐ ☐

Dinge, die ich verändert habe:.

Datum ____________

Notizen

Frühstück

Mittag

Abendessen

Snacks

Sport

Stimmung / Fitnesslevel

☐ ☐ ☐ ☐ ☐

☐ ☐ ☐ ☐ ☐

Gewicht ____________

Masse

Brust ____________

Taille ____________

Hüften ____________

Schenkel ____________

Arme ____________

Datum ____________

Frühstück

Mittag

Stimmung / Fitnesslevel

☐ ☐ ☐ ☐ ☐

☐ ☐ ☐ ☐ ☐

Abendessen

Veränderung ____________
(vgl. mit Tag 1)

Snacks

Sport

Datum ____________________

Frühstück

Mittag

Abendessen

Snacks

Sport

Notizen

Stimmung / Fitnesslevel

☐ ☐ ☐ ☐ ☐

☐ ☐ ☐ ☐ ☐

Sachen die gut laufen :

Datum ____________

Stimmung / Fitnesslevel

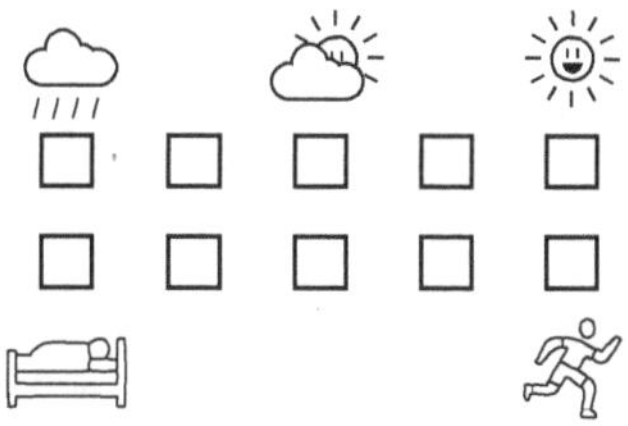

Sachen, die nicht so gut laufen:

Frühstück

Mittag

Abendessen

Snacks

Sport

Datum ____________________

Frühstück

Mittag

Abendessen

Snacks

Sport

Notizen

Stimmung / Fitnesslevel

☐ ☐ ☐ ☐ ☐

☐ ☐ ☐ ☐ ☐

Dinge, die ich ändern sollte :

Datum ____________

Frühstück

Mittag

Stimmung / Fitnesslevel

☐ ☐ ☐ ☐ ☐

☐ ☐ ☐ ☐ ☐

Abendessen

Dinge, die ich verändert habe:.

Snacks

Sport

Datum ____________

Frühstück

Mittag

Abendessen

Snacks

Sport

Notizen

Stimmung / Fitnesslevel

☐ ☐ ☐ ☐ ☐

☐ ☐ ☐ ☐ ☐

Gewicht ____________

Masse

Brust ____________

Taille ____________

Hüften ____________

Schenkel ____________

Arme ____________

Datum ______________

Frühstück

Mittag

Stimmung / Fitnesslevel

□ □ □ □ □

□ □ □ □ □

Abendessen

Veränderung ______________
(vgl. mit Tag 1)

Snacks

Sport

Datum ____________

Frühstück

Mittag

Abendessen

Snacks

Sport

Notizen

Stimmung / Fitnesslevel

☐ ☐ ☐ ☐ ☐

☐ ☐ ☐ ☐ ☐

Sachen die gut laufen :

Datum ____________

Frühstück

Mittag

Stimmung / Fitnesslevel

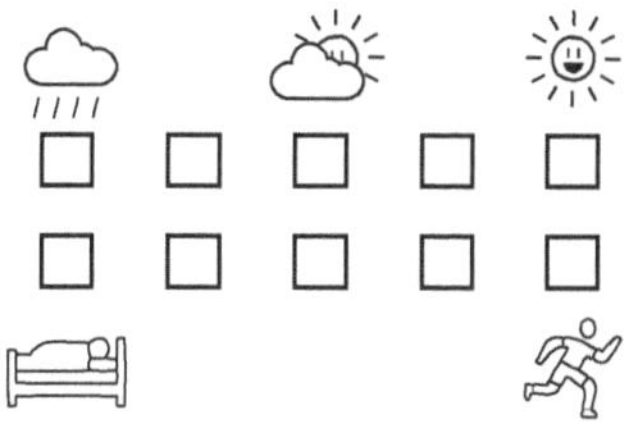

Abendessen

Sachen, die nicht so gut laufen:

Snacks

Sport

Datum ____________________

Notizen

Frühstück

Mittag

Stimmung / Fitnesslevel

☐ ☐ ☐ ☐ ☐

☐ ☐ ☐ ☐ ☐

Abendessen

Dinge, die ich ändern sollte :

Snacks

Sport

Datum ____________

Frühstück

Mittag

Abendessen

Snacks

Sport

Stimmung / Fitnesslevel

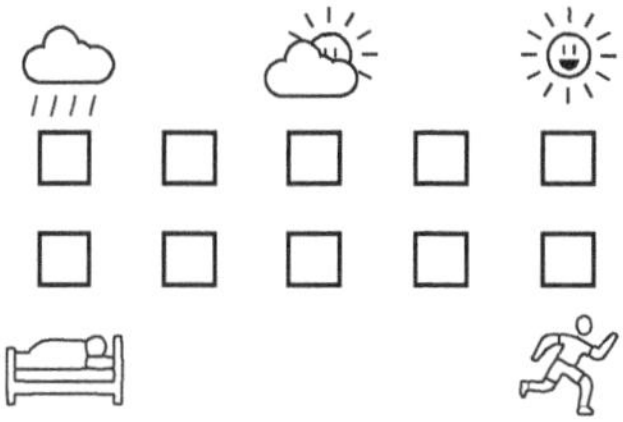

Dinge, die ich verändert habe:.

Datum ______________

Frühstück

Mittag

Abendessen

Snacks

Sport

Notizen

Stimmung / Fitnesslevel

☐ ☐ ☐ ☐ ☐

☐ ☐ ☐ ☐ ☐

Gewicht ______________

Masse

Brust ______________

Taille ______________

Hüften ______________

Schenkel ______________

Arme ______________

Datum ____________

Frühstück

Mittag

Stimmung / Fitnesslevel

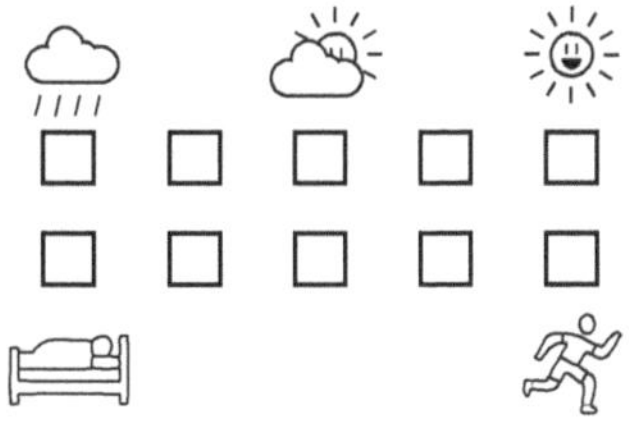

Abendessen

Veränderung ____________
(vgl. mit Tag 1)

Snacks

Sport

Datum ____________________

Frühstück

Mittag

Abendessen

Snacks

Sport

Notizen

Stimmung / Fitnesslevel

☐ ☐ ☐ ☐ ☐

☐ ☐ ☐ ☐ ☐

Sachen die gut laufen :

Datum ________

Frühstück

Mittag

Abendessen

Snacks

Sport

Stimmung / Fitnesslevel

Sachen, die nicht
so gut laufen:

Datum ____________________

Notizen

Frühstück

Mittag

Abendessen

Stimmung / Fitnesslevel

☐ ☐ ☐ ☐ ☐

☐ ☐ ☐ ☐ ☐

Snacks

Sport

Dinge, die ich
ändern sollte :

Datum ____________

Frühstück

Mittag

Stimmung / Fitnesslevel

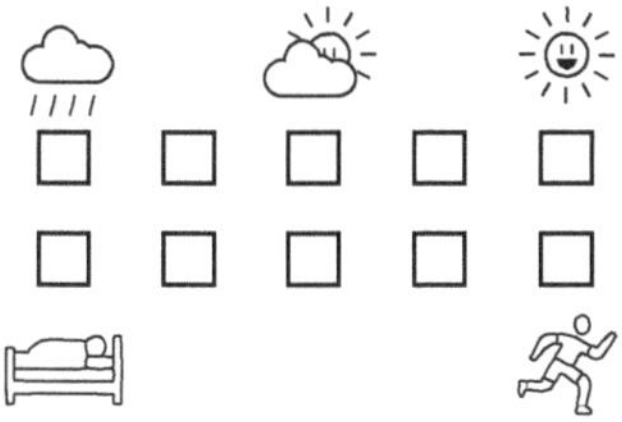

Abendessen

Dinge, die ich verändert habe:.

Snacks

Sport

Datum ______________

Notizen

Frühstück

Mittag

Stimmung / Fitnesslevel

☐ ☐ ☐ ☐ ☐

☐ ☐ ☐ ☐ ☐

Abendessen

Gewicht ______________

Masse

Brust ______________

Taille ______________

Hüften ______________

Schenkel ______________

Arme ______________

Snacks

Sport

Datum ____________

Frühstück

Mittag

Stimmung / Fitnesslevel

☐ ☐ ☐ ☐ ☐

☐ ☐ ☐ ☐ ☐

Abendessen

Veränderung ____________
(vgl. mit Tag 1)

Snacks

Sport

Datum ____________

Frühstück

Mittag

Abendessen

Snacks

Sport

Notizen

Stimmung / Fitnesslevel

☐ ☐ ☐ ☐ ☐

☐ ☐ ☐ ☐ ☐

Sachen die gut laufen :

Datum ____________

Frühstück

Mittag

Abendessen

Snacks

Sport

Stimmung / Fitnesslevel

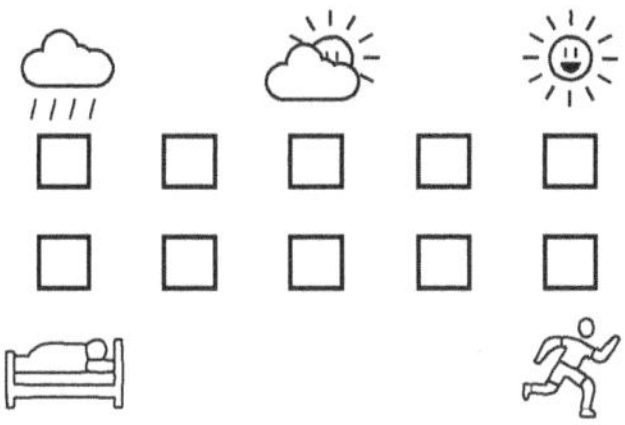

Sachen, die nicht so gut laufen:

Datum ______________

		Notizen
Frühstück		
Mittag		
Abendessen		Stimmung / Fitnesslevel 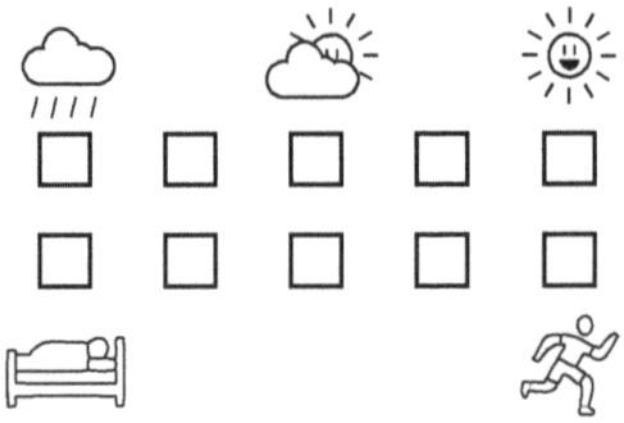
Snacks		Dinge, die ich ändern sollte :
Sport		

Datum ____________

Frühstück

Mittag

Stimmung / Fitnesslevel

☐ ☐ ☐ ☐ ☐

☐ ☐ ☐ ☐ ☐

Abendessen

Dinge, die ich verändert habe:.

Snacks

Sport

Datum ____________

Frühstück

Mittag

Abendessen

Snacks

Sport

Notizen

Stimmung / Fitnesslevel

Gewicht ____________

Masse

Brust ____________

Taille ____________

Hüften ____________

Schenkel ____________

Arme ____________

Datum ____________

Frühstück

Mittag

Abendessen

Snacks

Sport

Stimmung / Fitnesslevel

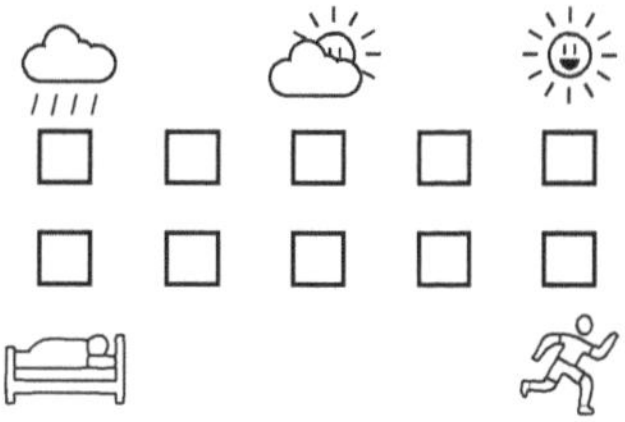

Veränderung ____________
(vgl. mit Tag 1)

Datum ____________________

Notizen

Frühstück

Mittag

Stimmung / Fitnesslevel

☐ ☐ ☐ ☐ ☐

☐ ☐ ☐ ☐ ☐

Abendessen

Sachen die gut laufen :

Snacks

Sport

Datum ____________

Frühstück

Mittag

Abendessen

Snacks

Sport

Stimmung / Fitnesslevel

☐ ☐ ☐ ☐ ☐

☐ ☐ ☐ ☐ ☐

Sachen, die nicht so gut laufen:

178

Datum ____________

Frühstück

Mittag

Abendessen

Snacks

Sport

Notizen

Stimmung / Fitnesslevel

☐ ☐ ☐ ☐ ☐

☐ ☐ ☐ ☐ ☐

Dinge, die ich ändern sollte :

Datum ____________

Frühstück

Mittag

Stimmung / Fitnesslevel

☐ ☐ ☐ ☐ ☐

☐ ☐ ☐ ☐ ☐

Abendessen

Dinge, die ich verändert habe:.

Snacks

Sport

Datum ____________

Frühstück

Mittag

Abendessen

Snacks

Sport

Notizen

Stimmung / Fitnesslevel

☐ ☐ ☐ ☐ ☐

☐ ☐ ☐ ☐ ☐

Gewicht ____________

Masse

Brust ____________

Taille ____________

Hüften ____________

Schenkel ____________

Arme ____________

Datum ____________

Frühstück

Mittag

Stimmung / Fitnesslevel

☐ ☐ ☐ ☐ ☐

☐ ☐ ☐ ☐ ☐

Abendessen

Veränderung ____________
(vgl. mit Tag 1)

Snacks

Sport

Datum ____________

Frühstück

Mittag

Abendessen

Snacks

Sport

Notizen

Stimmung / Fitnesslevel

☐ ☐ ☐ ☐ ☐

☐ ☐ ☐ ☐ ☐

Sachen die gut laufen :

Datum ____________

Frühstück

Mittag

Stimmung / Fitnesslevel

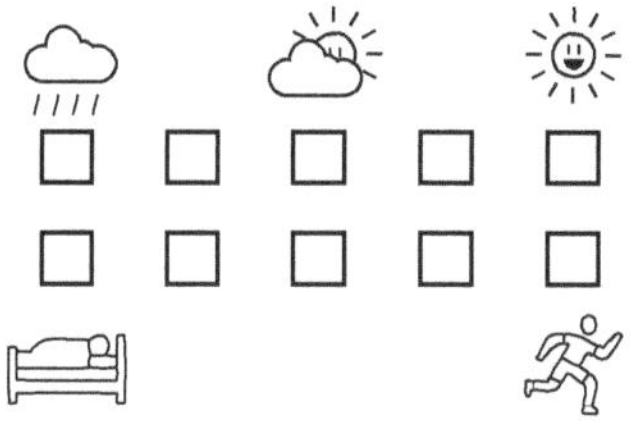

Abendessen

Sachen, die nicht so gut laufen:

Snacks

Sport

Datum ____________________

Frühstück

Mittag

Abendessen

Snacks

Sport

Notizen

Stimmung / Fitnesslevel

☐ ☐ ☐ ☐ ☐

☐ ☐ ☐ ☐ ☐

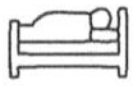

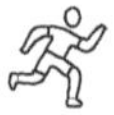

Dinge, die ich
ändern sollte :

Datum

Frühstück

Mittag

Stimmung / Fitnesslevel

☐ ☐ ☐ ☐ ☐

☐ ☐ ☐ ☐ ☐

Abendessen

Dinge, die ich verändert habe:.

Snacks

Sport

Datum ____________________

Notizen

Frühstück

Mittag

Abendessen

Snacks

Sport

Stimmung / Fitnesslevel

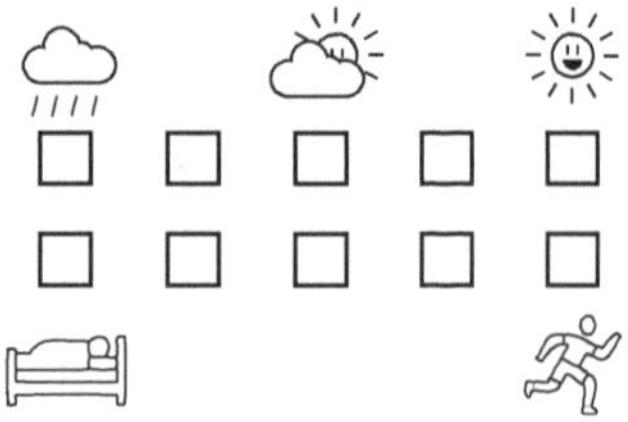

Gewicht ____________

Masse

Brust ____________

Taille ____________

Hüften ____________

Schenkel ____________

Arme ____________

Datum ____________

Frühstück

Mittag

Stimmung / Fitnesslevel

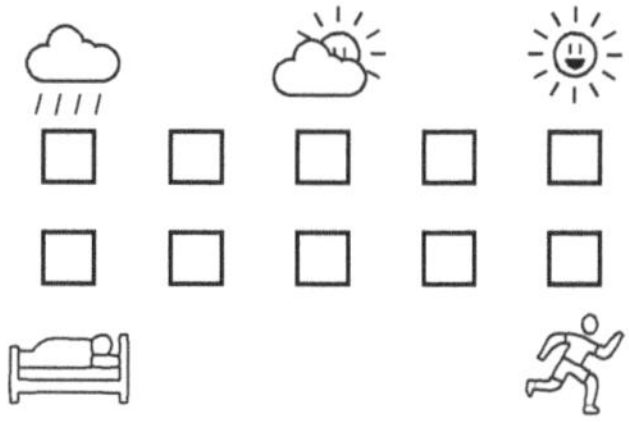

Abendessen

Veränderung ____________
(vgl. mit Tag 1)

Snacks

Sport

Datum ____________________

Frühstück

Mittag

Abendessen

Snacks

Sport

Notizen

Stimmung / Fitnesslevel

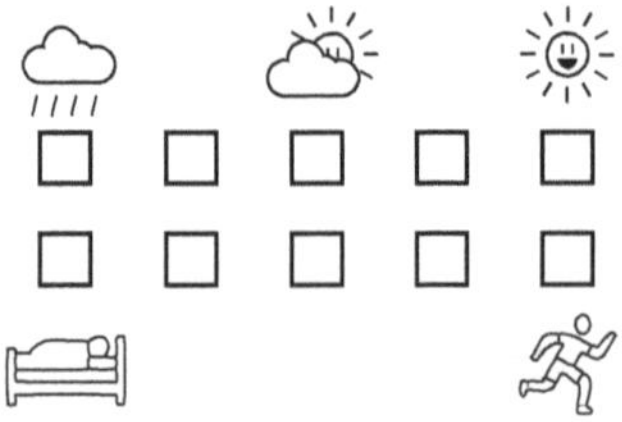

Sachen die gut laufen :

Datum ____________

Frühstück

Mittag

Stimmung / Fitnesslevel

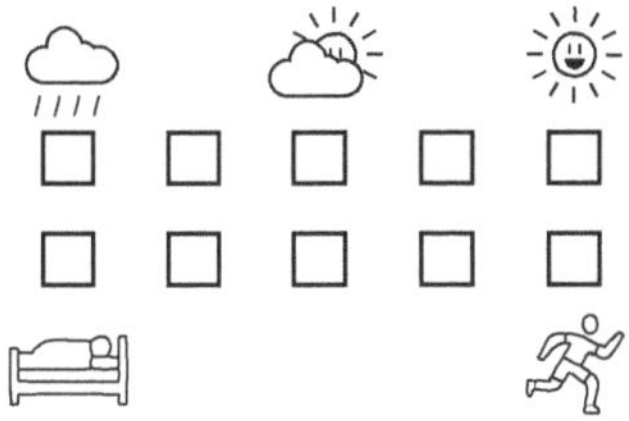

Abendessen

Sachen, die nicht so gut laufen:

Snacks

Sport

Datum ____________________

Frühstück

Mittag

Abendessen

Snacks

Sport

Notizen

Stimmung / Fitnesslevel

☐ ☐ ☐ ☐ ☐

☐ ☐ ☐ ☐ ☐

Dinge, die ich
ändern sollte :

Datum ____________

Frühstück

Mittag

Stimmung / Fitnesslevel

☐ ☐ ☐ ☐ ☐

☐ ☐ ☐ ☐ ☐

Abendessen

Dinge, die ich verändert habe:.

Snacks

Sport

Datum ____________

Notizen

Frühstück

Mittag

Stimmung / Fitnesslevel

☐ ☐ ☐ ☐ ☐

☐ ☐ ☐ ☐ ☐

Abendessen

Gewicht ____________

Masse

Brust ____________

Taille ____________

Hüften ____________

Schenkel ____________

Arme ____________

Snacks

Sport

Datum

Frühstück

Mittag

Stimmung / Fitnesslevel

☐ ☐ ☐ ☐ ☐

☐ ☐ ☐ ☐ ☐

Abendessen

Veränderung
(vgl. mit Tag 1)

Snacks

Sport

Datum ____________

Notizen

Frühstück

Mittag

Abendessen

Snacks

Sport

Stimmung / Fitnesslevel

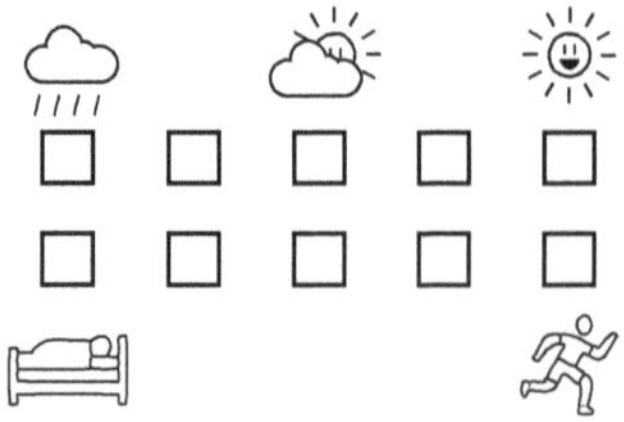

Sachen die gut laufen :

Datum ____________

Stimmung / Fitnesslevel

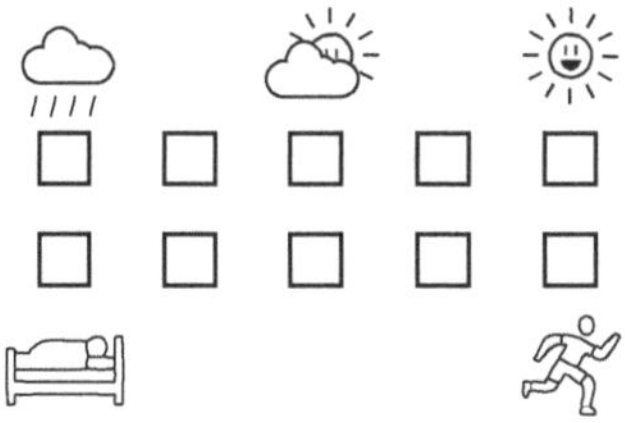

Sachen, die nicht so gut laufen:

Frühstück

Mittag

Abendessen

Snacks

Sport

Datum ____________

Frühstück

Mittag

Abendessen

Snacks

Sport

Notizen

Stimmung / Fitnesslevel

☐ ☐ ☐ ☐ ☐

☐ ☐ ☐ ☐ ☐

Dinge, die ich ändern sollte :

Datum ____________

Frühstück

Mittag

Stimmung / Fitnesslevel

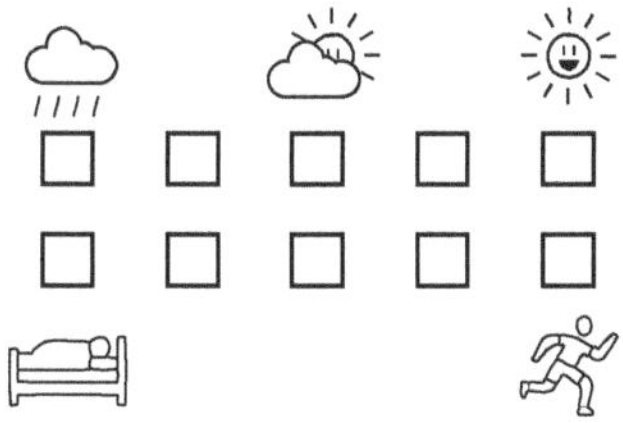

Abendessen

Dinge, die ich verändert habe:.

Snacks

Sport

198

Datum ____________________

Frühstück

Mittag

Abendessen

Snacks

Sport

Notizen

Stimmung / Fitnesslevel

☐ ☐ ☐ ☐ ☐

☐ ☐ ☐ ☐ ☐

Gewicht ____________

Masse

Brust ____________

Taille ____________

Hüften ____________

Schenkel ____________

Arme ____________

Datum ____________

Frühstück

Mittag

Abendessen

Snacks

Sport

Stimmung / Fitnesslevel

☐ ☐ ☐ ☐ ☐

☐ ☐ ☐ ☐ ☐

Veränderung ____________
(vgl. mit Tag 1)

200 Datum ____________

Frühstück

Mittag

Abendessen

Snacks

Sport

Notizen

Stimmung / Fitnesslevel

☐ ☐ ☐ ☐ ☐

☐ ☐ ☐ ☐ ☐

Sachen die gut laufen :

Datum ________ 201

Frühstück

Mittag

Stimmung / Fitnesslevel

☐ ☐ ☐ ☐ ☐

☐ ☐ ☐ ☐ ☐

Abendessen

Sachen, die nicht so gut laufen:

Snacks

Sport

202 Datum ______________

		Notizen
Frühstück		
Mittag		
Abendessen		Stimmung / Fitnesslevel
Snacks		Dinge, die ich ändern sollte :
Sport		

☐ ☐ ☐ ☐ ☐

☐ ☐ ☐ ☐ ☐

Datum ____________

Frühstück

Mittag

Stimmung / Fitnesslevel

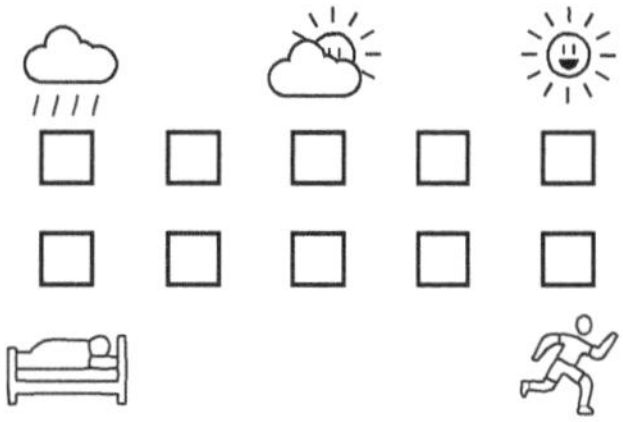

Abendessen

Dinge, die ich
verändert habe:.

Snacks

Sport

Datum ____________

Frühstück

Mittag

Abendessen

Snacks

Sport

Notizen

Stimmung / Fitnesslevel

☐ ☐ ☐ ☐ ☐

☐ ☐ ☐ ☐ ☐

Gewicht ____________

Masse

Brust ____________

Taille ____________

Hüften ____________

Schenkel ____________

Arme ____________

Datum ____________

Frühstück

Mittag

Stimmung / Fitnesslevel

☐ ☐ ☐ ☐ ☐

☐ ☐ ☐ ☐ ☐

Abendessen

Veränderung ____________
(vgl. mit Tag 1)

Snacks

Sport

Datum ______________

Frühstück

Mittag

Abendessen

Snacks

Sport

Notizen

Stimmung / Fitnesslevel

☐ ☐ ☐ ☐ ☐

☐ ☐ ☐ ☐ ☐

Sachen die gut laufen :

Datum ____________

Frühstück

Mittag

Stimmung / Fitnesslevel

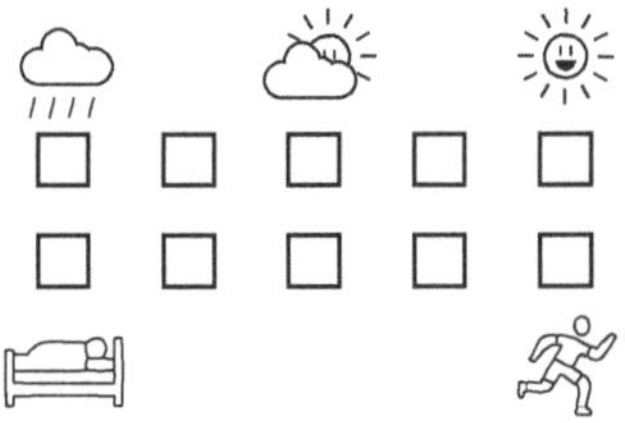

Abendessen

Sachen, die nicht so gut laufen:

Snacks

Sport

Datum ____________

Notizen

Frühstück

Mittag

Stimmung / Fitnesslevel

☐ ☐ ☐ ☐ ☐

☐ ☐ ☐ ☐ ☐

Abendessen

Dinge, die ich ändern sollte :

Snacks

Sport

Datum ____________

Frühstück

Mittag

Abendessen

Snacks

Sport

Stimmung / Fitnesslevel

☐ ☐ ☐ ☐ ☐

☐ ☐ ☐ ☐ ☐

Dinge, die ich verändert habe:.

Datum ______________

Frühstück

Mittag

Abendessen

Snacks

Sport

Notizen

Stimmung / Fitnesslevel

☐ ☐ ☐ ☐ ☐

☐ ☐ ☐ ☐ ☐

Gewicht ______________

Masse

Brust ______________

Taille ______________

Hüften ______________

Schenkel ______________

Arme ______________

Datum ______

Frühstück

Mittag

Abendessen

Snacks

Sport

Stimmung / Fitnesslevel

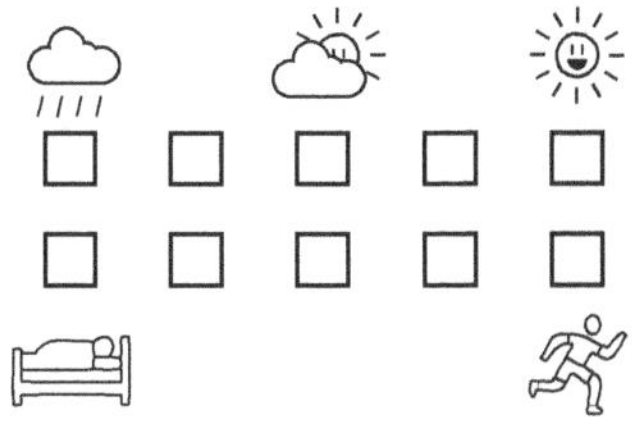

Veränderung ______
(vgl. mit Tag 1)

Datum ______________________

Notizen

Frühstück

Mittag

Stimmung / Fitnesslevel

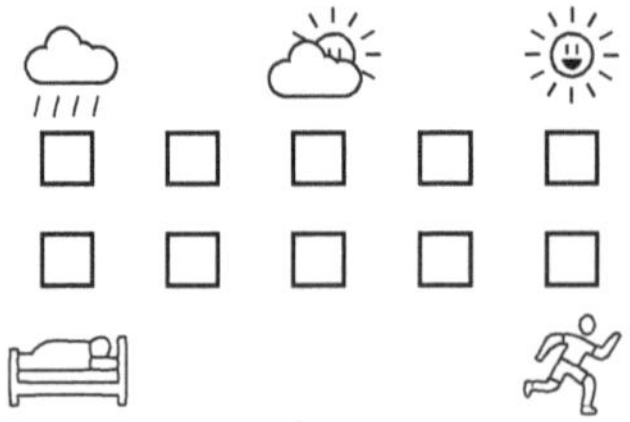

Abendessen

Sachen die gut laufen :

Snacks

Sport

Datum ________

Stimmung / Fitnesslevel

☐ ☐ ☐ ☐ ☐

☐ ☐ ☐ ☐ ☐

Sachen, die nicht so gut laufen:

Frühstück

Mittag

Abendessen

Snacks

Sport

Datum ____________

Frühstück

Mittag

Abendessen

Snacks

Sport

Notizen

Stimmung / Fitnesslevel

☐ ☐ ☐ ☐ ☐

☐ ☐ ☐ ☐ ☐

Dinge, die ich ändern sollte :

Datum ____________

Frühstück

Mittag

Stimmung / Fitnesslevel

☐ ☐ ☐ ☐ ☐

☐ ☐ ☐ ☐ ☐

Abendessen

Dinge, die ich verändert habe:.

Snacks

Sport

Datum ____________________

Frühstück

Mittag

Abendessen

Snacks

Sport

Notizen

Stimmung / Fitnesslevel

☐ ☐ ☐ ☐ ☐

☐ ☐ ☐ ☐ ☐

Gewicht ______________

Masse

Brust ______________

Taille ______________

Hüften ______________

Schenkel ______________

Arme ______________

Datum ____________

Frühstück

Mittag

Stimmung / Fitnesslevel

Abendessen

Veränderung ____________
(vgl. mit Tag 1)

Snacks

Sport

Datum ____________________

Frühstück

Mittag

Abendessen

Snacks

Sport

Notizen

Stimmung / Fitnesslevel

☐ ☐ ☐ ☐ ☐

☐ ☐ ☐ ☐ ☐

Sachen die gut laufen :

Frühstück

Mittag

Stimmung / Fitnesslevel

☐ ☐ ☐ ☐ ☐

☐ ☐ ☐ ☐ ☐

Abendessen

Sachen, die nicht
so gut laufen:

Snacks

Sport

Datum ____________________

Frühstück

Mittag

Abendessen

Snacks

Sport

Notizen

Stimmung / Fitnesslevel

☐ ☐ ☐ ☐ ☐

☐ ☐ ☐ ☐ ☐

Dinge, die ich ändern sollte :

Datum ____________

Frühstück

Mittag

Stimmung / Fitnesslevel

☐ ☐ ☐ ☐ ☐

☐ ☐ ☐ ☐ ☐

Abendessen

Dinge, die ich
verändert habe:.

Snacks

Sport

Datum ____________________

Frühstück

Mittag

Abendessen

Snacks

Sport

Notizen

Stimmung / Fitnesslevel

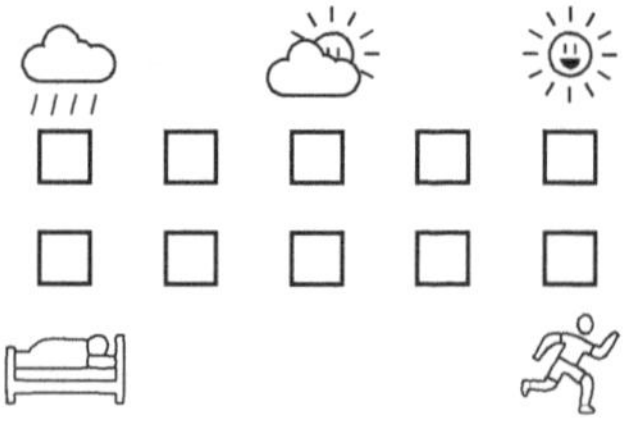

Gewicht ____________

Masse

Brust ____________

Taille ____________

Hüften ____________

Schenkel ____________

Arme ____________

Datum ____________

Frühstück

Mittag

Stimmung / Fitnesslevel

☐ ☐ ☐ ☐ ☐

☐ ☐ ☐ ☐ ☐

Abendessen

Veränderung ____________
(vgl. mit Tag 1)

Snacks

Sport

Datum ____________________

Frühstück

Mittag

Abendessen

Snacks

Sport

Notizen

Stimmung / Fitnesslevel

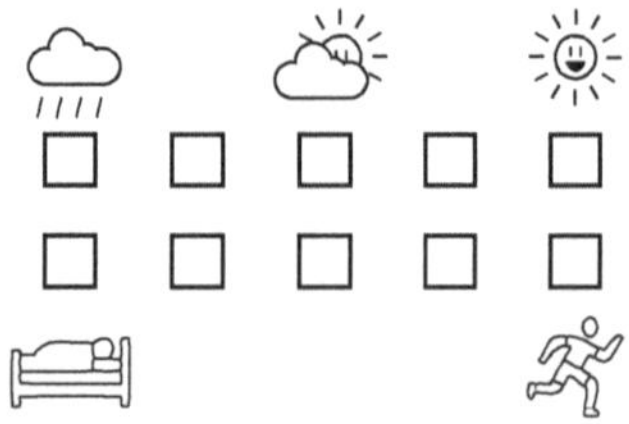

Sachen die gut laufen :

Datum ____________

Frühstück

Mittag

Stimmung / Fitnesslevel

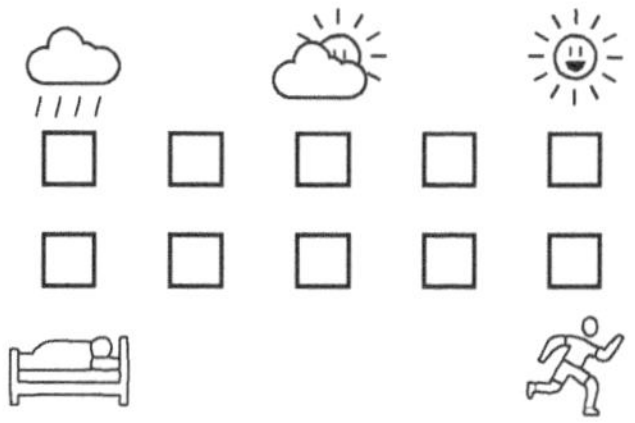

Abendessen

Sachen, die nicht so gut laufen:

Snacks

Sport

Datum ________________

Notizen

Frühstück

Mittag

Stimmung / Fitnesslevel

☐ ☐ ☐ ☐ ☐

☐ ☐ ☐ ☐ ☐

Abendessen

Dinge, die ich ändern sollte :

Snacks

Sport

Frühstück

Mittag

Stimmung / Fitnesslevel

☐ ☐ ☐ ☐ ☐

☐ ☐ ☐ ☐ ☐

Abendessen

Dinge, die ich verändert habe:.

Snacks

Sport

Datum ____________

Frühstück

Mittag

Abendessen

Snacks

Sport

Notizen

Stimmung / Fitnesslevel

☐ ☐ ☐ ☐ ☐

☐ ☐ ☐ ☐ ☐

Gewicht ____________

Masse

Brust ____________

Taille ____________

Hüften ____________

Schenkel ____________

Arme ____________

Datum ____________

Frühstück

Mittag

Abendessen

Snacks

Sport

Stimmung / Fitnesslevel

Veränderung ____________
(vgl. mit Tag 1)

Datum ____________

Frühstück

Mittag

Abendessen

Snacks

Sport

Notizen

Stimmung / Fitnesslevel

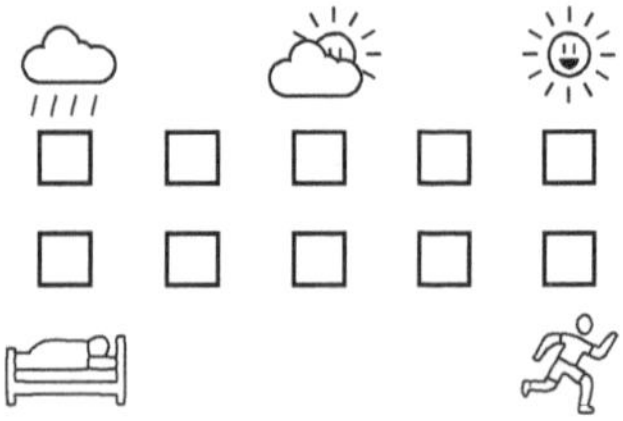

Sachen die gut laufen :

Datum

Frühstück

Mittag

Stimmung / Fitnesslevel

☐ ☐ ☐ ☐ ☐

☐ ☐ ☐ ☐ ☐

Abendessen

Sachen, die nicht so gut laufen:

Snacks

Sport

Datum ___________________

Notizen

Frühstück

Mittag

Stimmung / Fitnesslevel

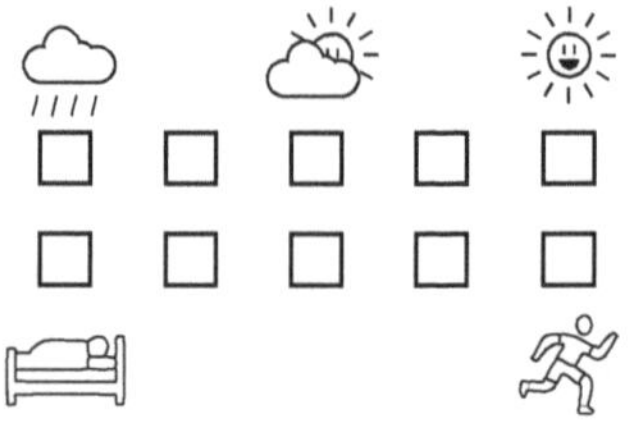

Abendessen

Dinge, die ich ändern sollte :

Snacks

Sport

Datum ____________

Stimmung / Fitnesslevel

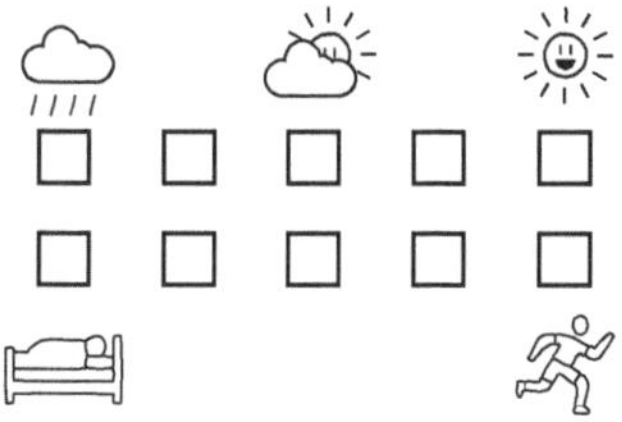

Dinge, die ich verändert habe:.

Frühstück

Mittag

Abendessen

Snacks

Sport

Datum ____________

Frühstück

Mittag

Abendessen

Snacks

Sport

Notizen

Stimmung / Fitnesslevel

☐ ☐ ☐ ☐ ☐

☐ ☐ ☐ ☐ ☐

Gewicht ____________

Masse

Brust ____________

Taille ____________

Hüften ____________

Schenkel ____________

Arme ____________

Datum ____________

Stimmung / Fitnesslevel

☐ ☐ ☐ ☐ ☐

☐ ☐ ☐ ☐ ☐

Veränderung ____________

(vgl. mit Tag 1)

Frühstück

Mittag

Abendessen

Snacks

Sport

236

Datum ____________________

Frühstück	
Mittag	
Abendessen	
Snacks	
Sport	

Notizen

Stimmung / Fitnesslevel

Sachen die gut laufen :

Datum ________________

Frühstück

Mittag

Stimmung / Fitnesslevel

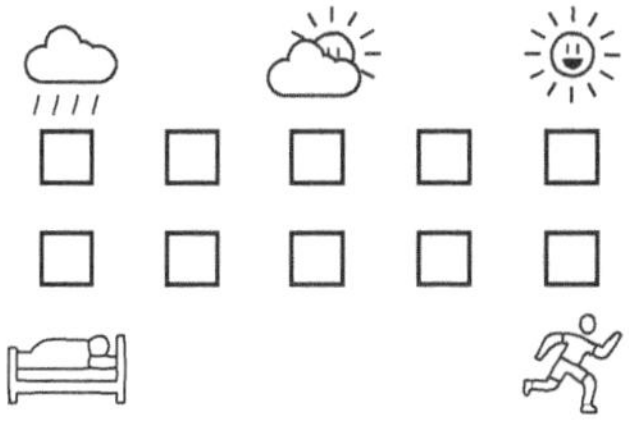

Abendessen

Sachen, die nicht so gut laufen:

Snacks

Sport

Datum ______________

Frühstück

Mittag

Abendessen

Snacks

Sport

Notizen

Stimmung / Fitnesslevel

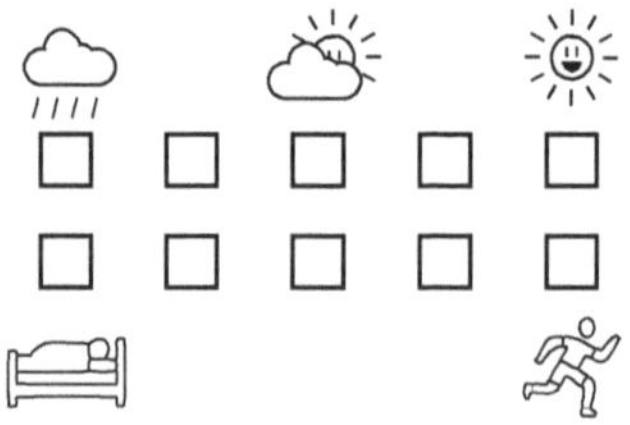

Dinge, die ich ändern sollte :

Datum ____________

Stimmung / Fitnesslevel

☐ ☐ ☐ ☐ ☐

☐ ☐ ☐ ☐ ☐

Dinge, die ich verändert habe:.

Frühstück

Mittag

Abendessen

Snacks

Sport

Datum ____________________

Frühstück

Mittag

Abendessen

Snacks

Sport

Notizen

Stimmung / Fitnesslevel

☐ ☐ ☐ ☐ ☐

☐ ☐ ☐ ☐ ☐

Gewicht ______________

Masse

Brust ______________

Taille ______________

Hüften ______________

Schenkel ______________

Arme ______________

Datum

Frühstück

Mittag

Stimmung / Fitnesslevel

Abendessen

Veränderung
(vgl. mit Tag 1)

Snacks

Sport

Datum ______________________

		Notizen
Frühstück		
Mittag		
Abendessen		Stimmung / Fitnesslevel
Snacks		Sachen die gut laufen :
Sport		

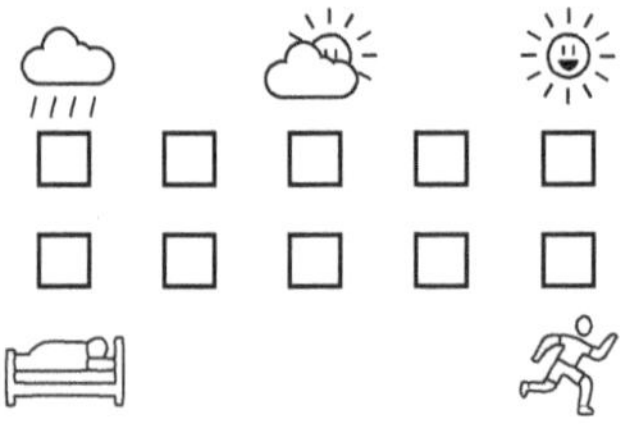

Datum ____________

Frühstück

Mittag

Stimmung / Fitnesslevel

☐ ☐ ☐ ☐ ☐

☐ ☐ ☐ ☐ ☐

Abendessen

Sachen, die nicht
so gut laufen:

Snacks

Sport

Datum ____________________

Frühstück

Mittag

Abendessen

Snacks

Sport

Notizen

Stimmung / Fitnesslevel

☐ ☐ ☐ ☐ ☐

☐ ☐ ☐ ☐ ☐

Dinge, die ich ändern sollte :

Datum

Frühstück

Mittag

Stimmung / Fitnesslevel

☐ ☐ ☐ ☐ ☐

☐ ☐ ☐ ☐ ☐

Abendessen

Dinge, die ich verändert habe:.

Snacks

Sport

Datum ____________

Frühstück

Mittag

Abendessen

Snacks

Sport

Notizen

Stimmung / Fitnesslevel

☐ ☐ ☐ ☐ ☐

☐ ☐ ☐ ☐ ☐

Gewicht ____________

Masse

Brust ____________

Taille ____________

Hüften ____________

Schenkel ____________

Arme ____________

Datum ____________

Frühstück

Mittag

Stimmung / Fitnesslevel

Abendessen

Veränderung ____________
(vgl. mit Tag 1)

Snacks

Sport

Datum ____________________

Frühstück

Mittag

Abendessen

Snacks

Sport

Notizen

Stimmung / Fitnesslevel

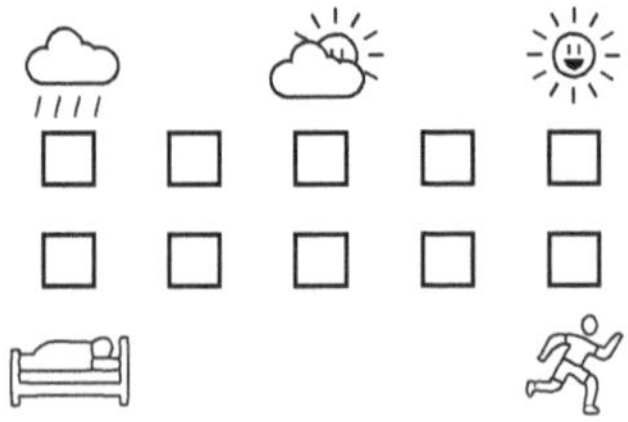

Sachen die gut laufen :

Datum ____________

Frühstück

Mittag

Stimmung / Fitnesslevel

☐ ☐ ☐ ☐ ☐

☐ ☐ ☐ ☐ ☐

Abendessen

Sachen, die nicht so gut laufen:

Snacks

Sport

Datum ____________

Frühstück

Mittag

Abendessen

Snacks

Sport

Notizen

Stimmung / Fitnesslevel

☐ ☐ ☐ ☐ ☐

☐ ☐ ☐ ☐ ☐

Dinge, die ich ändern sollte :

Datum ____________

Frühstück

Mittag

Abendessen

Snacks

Sport

Stimmung / Fitnesslevel

☐ ☐ ☐ ☐ ☐

☐ ☐ ☐ ☐ ☐

Dinge, die ich verändert habe:.

Datum ____________

Frühstück

Mittag

Abendessen

Snacks

Sport

Notizen

Stimmung / Fitnesslevel

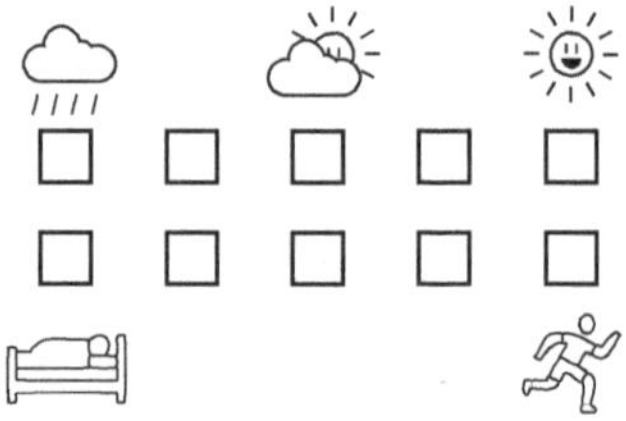

Gewicht ____________

Masse

Brust ____________

Taille ____________

Hüften ____________

Schenkel ____________

Arme ____________

Datum ____________

Frühstück

Mittag

Stimmung / Fitnesslevel

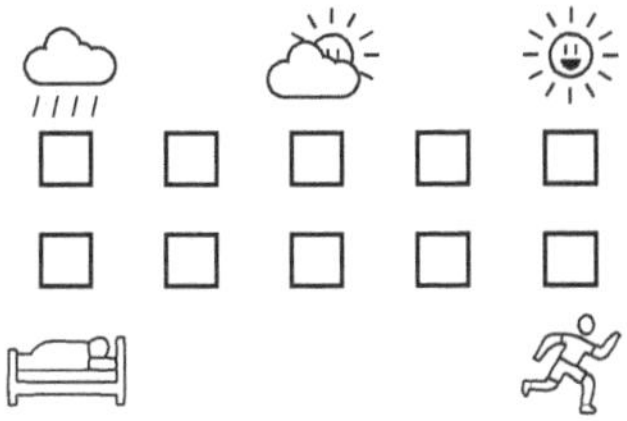

Abendessen

Veränderung ____________
(vgl. mit Tag 1)

Snacks

Sport

Datum ______________

Notizen

Frühstück

Mittag

Abendessen

Snacks

Sport

Stimmung / Fitnesslevel

☐ ☐ ☐ ☐ ☐

☐ ☐ ☐ ☐ ☐

Sachen die gut laufen :

Datum ____________

Frühstück

Mittag

Stimmung / Fitnesslevel

☐ ☐ ☐ ☐ ☐

☐ ☐ ☐ ☐ ☐

Abendessen

Sachen, die nicht so gut laufen:

Snacks

Sport

Datum ____________

Frühstück

Mittag

Abendessen

Snacks

Sport

Notizen

Stimmung / Fitnesslevel

☐ ☐ ☐ ☐ ☐

☐ ☐ ☐ ☐ ☐

Dinge, die ich ändern sollte :

Datum ____________

Frühstück

Mittag

Stimmung / Fitnesslevel

☐ ☐ ☐ ☐ ☐

☐ ☐ ☐ ☐ ☐

Abendessen

Dinge, die ich verändert habe:.

Snacks

Sport

Datum ____________

Notizen

Frühstück

Mittag

Abendessen

Snacks

Sport

Stimmung / Fitnesslevel

☐ ☐ ☐ ☐ ☐

☐ ☐ ☐ ☐ ☐

Gewicht ____________

Masse

Brust ____________

Taille ____________

Hüften ____________

Schenkel ____________

Arme ____________

Datum ____________

Frühstück

Mittag

Stimmung / Fitnesslevel

Abendessen

Veränderung ____________
(vgl. mit Tag 1)

Snacks

Sport

Datum ____________

		Notizen
Frühstück		
Mittag		
Abendessen		Stimmung / Fitnesslevel
Snacks		Sachen die gut laufen :
Sport		

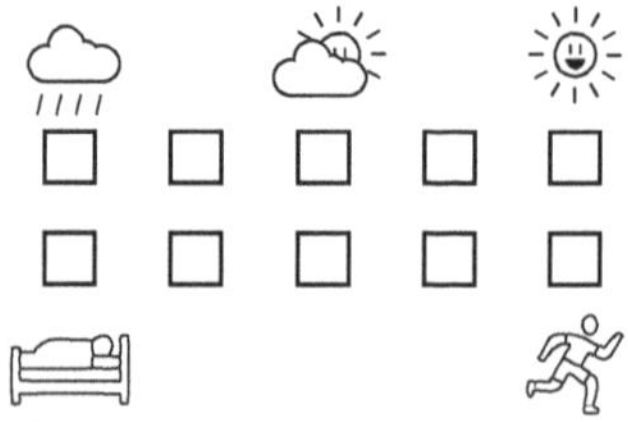

Datum ______________

Frühstück

Mittag

Stimmung / Fitnesslevel

☐ ☐ ☐ ☐ ☐

☐ ☐ ☐ ☐ ☐

Abendessen

Sachen, die nicht so gut laufen:

Snacks

Sport

Datum ____________

Notizen

Frühstück

Mittag

Abendessen

Snacks

Sport

Stimmung / Fitnesslevel

☐ ☐ ☐ ☐ ☐

☐ ☐ ☐ ☐ ☐

Dinge, die ich
ändern sollte :

Datum ______________

Stimmung / Fitnesslevel

☐ ☐ ☐ ☐ ☐

☐ ☐ ☐ ☐ ☐

Dinge, die ich verändert habe:.

Frühstück

Mittag

Abendessen

Snacks

Sport

Datum ____________________

Frühstück

Mittag

Abendessen

Snacks

Sport

Notizen

Stimmung / Fitnesslevel

☐ ☐ ☐ ☐ ☐

☐ ☐ ☐ ☐ ☐

Gewicht ____________

Masse

Brust ____________

Taille ____________

Hüften ____________

Schenkel ____________

Arme ____________

Datum

Frühstück

Mittag

Stimmung / Fitnesslevel

☐ ☐ ☐ ☐ ☐

☐ ☐ ☐ ☐ ☐

Abendessen

Veränderung

(vgl. mit Tag 1)

Snacks

Sport

Datum ____________

Notizen

Frühstück

Mittag

Stimmung / Fitnesslevel

☐ ☐ ☐ ☐ ☐

☐ ☐ ☐ ☐ ☐

Abendessen

Sachen die gut laufen :

Snacks

Sport

Datum ____________

Stimmung / Fitnesslevel

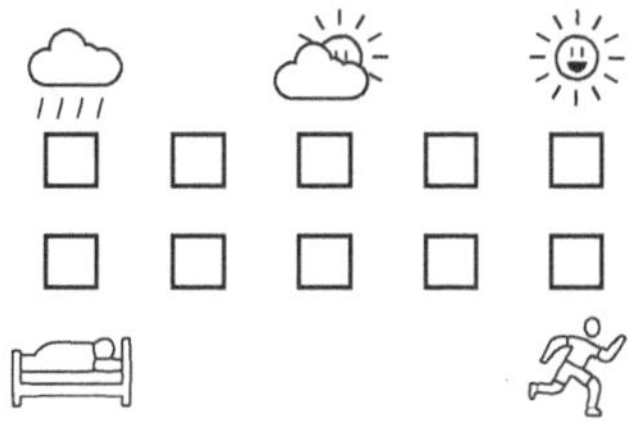

Sachen, die nicht so gut laufen:

Frühstück

Mittag

Abendessen

Snacks

Sport

Datum ____________

Frühstück

Mittag

Abendessen

Snacks

Sport

Notizen

Stimmung / Fitnesslevel

☐ ☐ ☐ ☐ ☐

☐ ☐ ☐ ☐ ☐

Dinge, die ich ändern sollte :

Datum ____________

Frühstück

Mittag

Stimmung / Fitnesslevel

☐ ☐ ☐ ☐ ☐

☐ ☐ ☐ ☐ ☐

Abendessen

Dinge, die ich verändert habe:.

Snacks

Sport

Datum ____________

Notizen

Frühstück

Mittag

Stimmung / Fitnesslevel

☐ ☐ ☐ ☐ ☐

☐ ☐ ☐ ☐ ☐

Abendessen

Gewicht ____________

Masse

Brust ____________

Taille ____________

Hüften ____________

Schenkel ____________

Arme ____________

Snacks

Sport

Datum

Frühstück

Mittag

Stimmung / Fitnesslevel

□ □ □ □ □

□ □ □ □ □

Abendessen

Veränderung
(vgl. mit Tag 1)

Snacks

Sport

Datum ______________

Frühstück

Mittag

Abendessen

Snacks

Sport

Notizen

Stimmung / Fitnesslevel

☐ ☐ ☐ ☐ ☐

☐ ☐ ☐ ☐ ☐

Sachen die gut laufen :

Datum ______________

Frühstück

Mittag

Abendessen

Snacks

Sport

Stimmung / Fitnesslevel

☐ ☐ ☐ ☐ ☐

☐ ☐ ☐ ☐ ☐

Sachen, die nicht so gut laufen:

Datum ____________

		Notizen
Frühstück		
Mittag		
Abendessen		Stimmung / Fitnesslevel
Snacks		Dinge, die ich ändern sollte :
Sport		

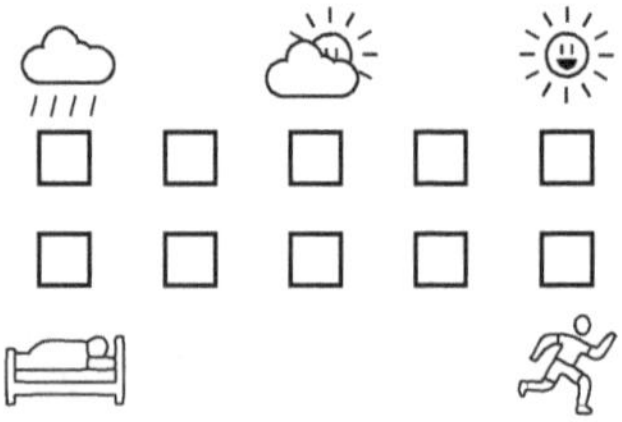

Datum ______

Stimmung / Fitnesslevel

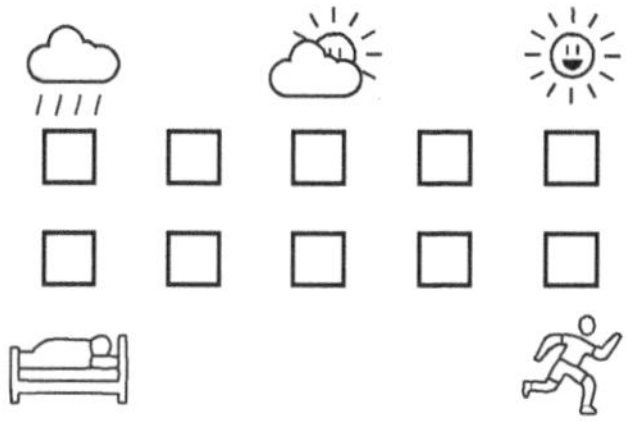

Dinge, die ich verändert habe:.

Frühstück

Mittag

Abendessen

Snacks

Sport

Datum ____________

Frühstück

Mittag

Abendessen

Snacks

Sport

Notizen

Stimmung / Fitnesslevel

☐ ☐ ☐ ☐ ☐

☐ ☐ ☐ ☐ ☐

Gewicht ____________

Masse

Brust ____________

Taille ____________

Hüften ____________

Schenkel ____________

Arme ____________

Datum ____________

Frühstück

Mittag

Stimmung / Fitnesslevel

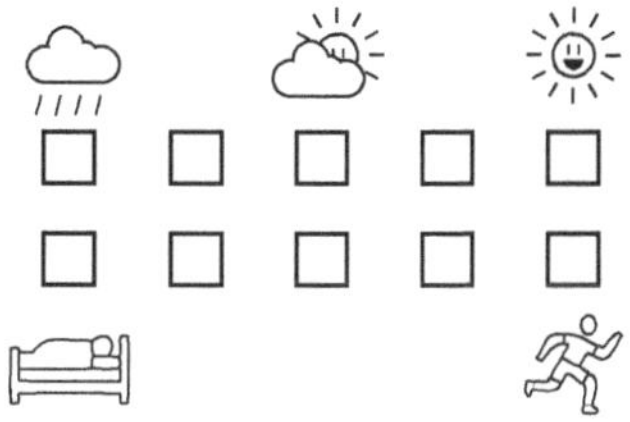

Abendessen

Veränderung ____________
(vgl. mit Tag 1)

Snacks

Sport

Datum ______________

Frühstück

Mittag

Abendessen

Snacks

Sport

Notizen

Stimmung / Fitnesslevel

☐ ☐ ☐ ☐ ☐

☐ ☐ ☐ ☐ ☐

Sachen die gut laufen :

Datum ________

Stimmung / Fitnesslevel

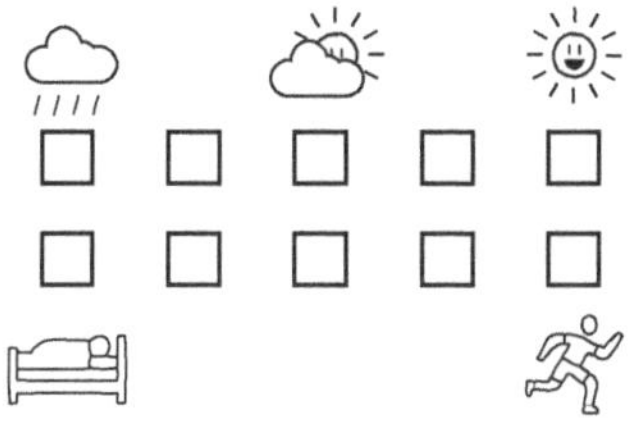

Sachen, die nicht so gut laufen:

Frühstück

Mittag

Abendessen

Snacks

Sport

 Datum ____________

Frühstück

Mittag

Abendessen

Snacks

Sport

Notizen

Stimmung / Fitnesslevel

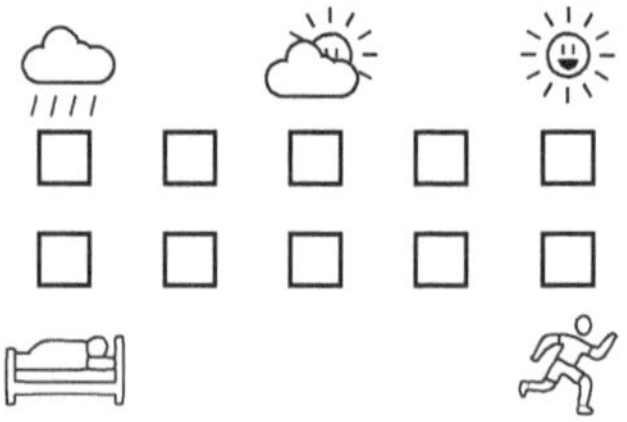

Dinge, die ich ändern sollte :

Datum ________

Frühstück

Mittag

Abendessen

Snacks

Sport

Stimmung / Fitnesslevel

☐ ☐ ☐ ☐ ☐

☐ ☐ ☐ ☐ ☐

Dinge, die ich verändert habe:.

Datum ____________

Frühstück

Mittag

Abendessen

Snacks

Sport

Notizen

Stimmung / Fitnesslevel

☐ ☐ ☐ ☐ ☐

☐ ☐ ☐ ☐ ☐

Gewicht ____________

Masse

Brust ____________

Taille ____________

Hüften ____________

Schenkel ____________

Arme ____________

Datum ____________

Frühstück

Mittag

Stimmung / Fitnesslevel

Abendessen

Veränderung ____________
(vgl. mit Tag 1)

Snacks

Sport

Datum ____________________

Frühstück

Mittag

Abendessen

Snacks

Sport

Notizen

Stimmung / Fitnesslevel

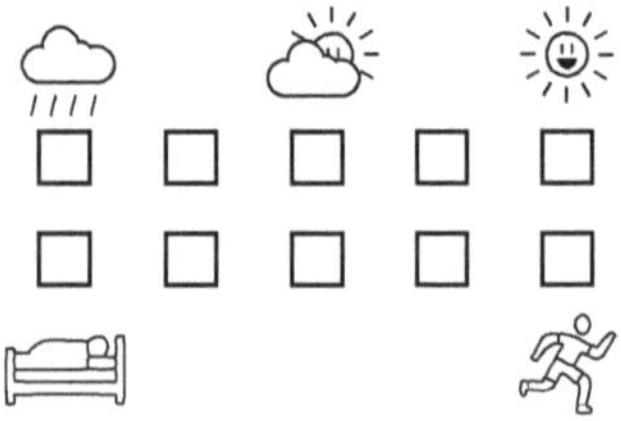

Sachen die gut laufen :

Datum ____________

Frühstück

Mittag

Stimmung / Fitnesslevel

☐ ☐ ☐ ☐ ☐

☐ ☐ ☐ ☐ ☐

Abendessen

Sachen, die nicht so gut laufen:

Snacks

Sport

Datum ____________________

Frühstück

Mittag

Abendessen

Snacks

Sport

Notizen

Stimmung / Fitnesslevel

☐ ☐ ☐ ☐ ☐

☐ ☐ ☐ ☐ ☐

Dinge, die ich
ändern sollte :

Datum ____________

Frühstück

Mittag

Abendessen

Snacks

Sport

Stimmung / Fitnesslevel

☐ ☐ ☐ ☐ ☐

☐ ☐ ☐ ☐ ☐

Dinge, die ich verändert habe:.

Datum ____________________

Frühstück

Mittag

Abendessen

Snacks

Sport

Notizen

Stimmung / Fitnesslevel

☐ ☐ ☐ ☐ ☐

☐ ☐ ☐ ☐ ☐

Gewicht ____________

Masse

Brust ____________

Taille ____________

Hüften ____________

Schenkel ____________

Arme ____________

Datum ____________

Frühstück

Mittag

Abendessen

Snacks

Sport

Stimmung / Fitnesslevel

☐ ☐ ☐ ☐ ☐

☐ ☐ ☐ ☐ ☐

Veränderung ____________
(vgl. mit Tag 1)

Datum ____________

Frühstück

Mittag

Abendessen

Snacks

Sport

Notizen

Stimmung / Fitnesslevel

☐ ☐ ☐ ☐ ☐

☐ ☐ ☐ ☐ ☐

Sachen die gut laufen :

Datum

Frühstück

Mittag

Stimmung / Fitnesslevel

☐ ☐ ☐ ☐ ☐

☐ ☐ ☐ ☐ ☐

Abendessen

Sachen, die nicht so gut laufen:

Snacks

Sport

292

Datum ____________________

Frühstück

Mittag

Abendessen

Snacks

Sport

Notizen

Stimmung / Fitnesslevel

☐ ☐ ☐ ☐ ☐

☐ ☐ ☐ ☐ ☐

Dinge, die ich ändern sollte :

Datum ____________

Frühstück

Mittag

Abendessen

Snacks

Sport

Stimmung / Fitnesslevel

☐ ☐ ☐ ☐ ☐

☐ ☐ ☐ ☐ ☐

Dinge, die ich verändert habe:.

Datum ____________

Notizen

Frühstück

Mittag

Abendessen

Snacks

Sport

Stimmung / Fitnesslevel

☐ ☐ ☐ ☐ ☐

☐ ☐ ☐ ☐ ☐

Gewicht ____________

Masse

Brust ____________

Taille ____________

Hüften ____________

Schenkel ____________

Arme ____________

Datum ____________

Frühstück

Mittag

Abendessen

Snacks

Sport

Stimmung / Fitnesslevel

☐ ☐ ☐ ☐ ☐

☐ ☐ ☐ ☐ ☐

Veränderung ____________
(vgl. mit Tag 1)

Datum ________________

Notizen

Frühstück

Mittag

Stimmung / Fitnesslevel

☐ ☐ ☐ ☐ ☐

☐ ☐ ☐ ☐ ☐

Abendessen

Sachen die gut laufen :

Snacks

Sport

Datum ____________

Frühstück

Mittag

Stimmung / Fitnesslevel

Abendessen

Sachen, die nicht
so gut laufen:

Snacks

Sport

Datum ____________________

Frühstück

Mittag

Abendessen

Snacks

Sport

Notizen

Stimmung / Fitnesslevel

Dinge, die ich ändern sollte :

Datum ____________

Frühstück

Mittag

Stimmung / Fitnesslevel

☐ ☐ ☐ ☐ ☐

☐ ☐ ☐ ☐ ☐

Abendessen

Dinge, die ich verändert habe:.

Snacks

Sport

Datum ____________

Frühstück

Mittag

Abendessen

Snacks

Sport

Notizen

Stimmung / Fitnesslevel

☐ ☐ ☐ ☐ ☐

☐ ☐ ☐ ☐ ☐

Gewicht ____________

Masse

Brust ____________

Taille ____________

Hüften ____________

Schenkel ____________

Arme ____________

Datum ____________

Frühstück

Mittag

Stimmung / Fitnesslevel

☐ ☐ ☐ ☐ ☐

☐ ☐ ☐ ☐ ☐

Abendessen

Veränderung ____________
(vgl. mit Tag 1)

Snacks

Sport

Datum ________________

Frühstück

Mittag

Abendessen

Snacks

Sport

Notizen

Stimmung / Fitnesslevel

☐ ☐ ☐ ☐ ☐

☐ ☐ ☐ ☐ ☐

Sachen die gut laufen :

Datum ____________

Stimmung / Fitnesslevel

☐ ☐ ☐ ☐ ☐

☐ ☐ ☐ ☐ ☐

Sachen, die nicht so gut laufen:

Frühstück

Mittag

Abendessen

Snacks

Sport

Datum ____________________

Frühstück

Mittag

Abendessen

Snacks

Sport

Notizen

Stimmung / Fitnesslevel

☐ ☐ ☐ ☐ ☐

☐ ☐ ☐ ☐ ☐

Dinge, die ich ändern sollte :

Datum ____________

Frühstück

Mittag

Stimmung / Fitnesslevel

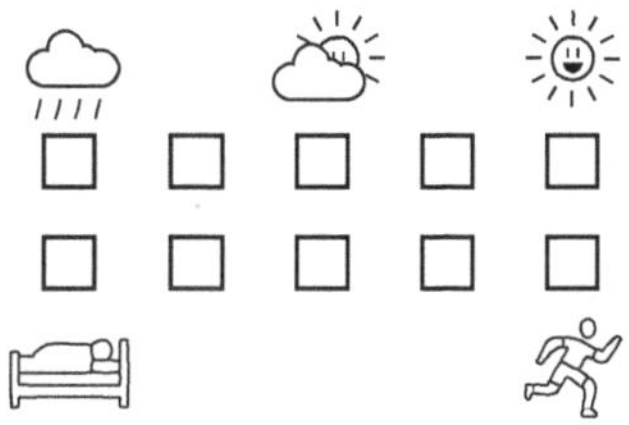

Abendessen

Dinge, die ich verändert habe:.

Snacks

Sport

Datum ____________________

Frühstück

Mittag

Abendessen

Snacks

Sport

Notizen

Stimmung / Fitnesslevel

☐ ☐ ☐ ☐ ☐

☐ ☐ ☐ ☐ ☐

Gewicht ____________

Masse

Brust ____________

Taille ____________

Hüften ____________

Schenkel ____________

Arme ____________

Datum ____________

Frühstück

Mittag

Stimmung / Fitnesslevel

Abendessen

Veränderung ____________
(vgl. mit Tag 1)

Snacks

Sport

Datum ______________________

Notizen

Frühstück

Mittag

Abendessen

Snacks

Sport

Stimmung / Fitnesslevel

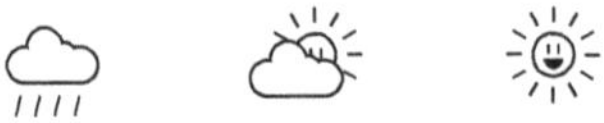

☐ ☐ ☐ ☐ ☐

☐ ☐ ☐ ☐ ☐

Sachen die gut laufen :

Datum ____________

Stimmung / Fitnesslevel

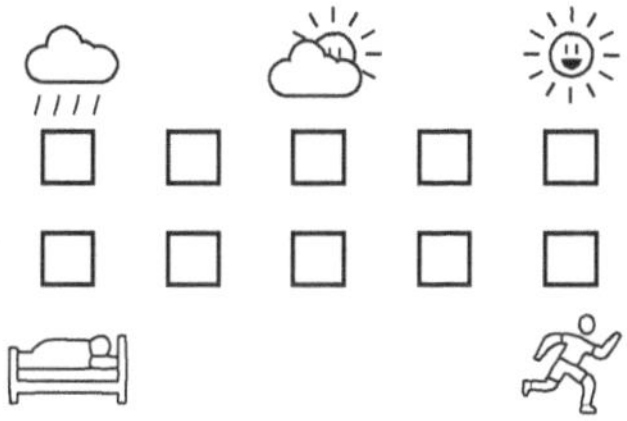

Sachen, die nicht so gut laufen:

Frühstück

Mittag

Abendessen

Snacks

Sport

Datum ____________

Notizen

Frühstück

Mittag

Stimmung / Fitnesslevel

☐ ☐ ☐ ☐ ☐

☐ ☐ ☐ ☐ ☐

Abendessen

Dinge, die ich ändern sollte :

Snacks

Sport

Datum ________________

Frühstück

Mittag

Stimmung / Fitnesslevel

☐ ☐ ☐ ☐ ☐

☐ ☐ ☐ ☐ ☐

Abendessen

Dinge, die ich verändert habe:.

Snacks

Sport

Datum ____________

Notizen

Frühstück

Mittag

Stimmung / Fitnesslevel

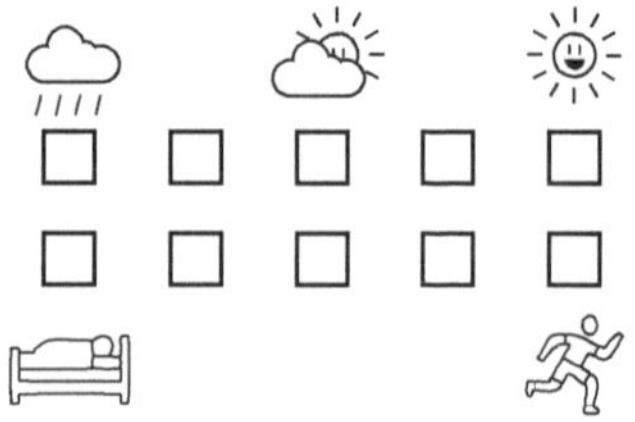

Abendessen

Gewicht ____________

Masse

Brust ____________

Taille ____________

Hüften ____________

Schenkel ____________

Arme ____________

Snacks

Sport

Datum ____________

Frühstück

Mittag

Abendessen

Snacks

Sport

Stimmung / Fitnesslevel

☐ ☐ ☐ ☐ ☐

☐ ☐ ☐ ☐ ☐

Veränderung ____________
(vgl. mit Tag 1)

Datum ____________

Notizen

Frühstück

Mittag

Stimmung / Fitnesslevel

☐ ☐ ☐ ☐ ☐

☐ ☐ ☐ ☐ ☐

Abendessen

Sachen die gut laufen :

Snacks

Sport

Datum ______________

Stimmung / Fitnesslevel

☐ ☐ ☐ ☐ ☐

☐ ☐ ☐ ☐ ☐

Sachen, die nicht so gut laufen:

Frühstück

Mittag

Abendessen

Snacks

Sport

Datum ____________

Frühstück

Mittag

Abendessen

Snacks

Sport

Notizen

Stimmung / Fitnesslevel

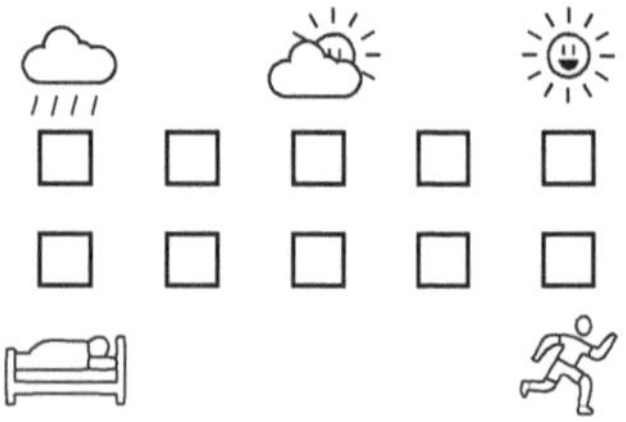

Dinge, die ich ändern sollte :

Datum ____________

Frühstück

Mittag

Stimmung / Fitnesslevel

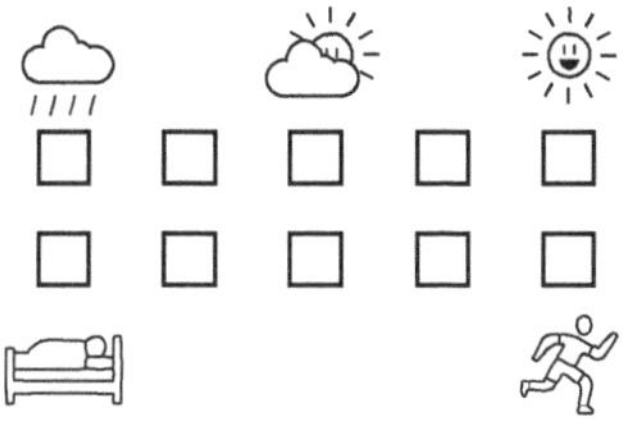

Abendessen

Dinge, die ich verändert habe:.

Snacks

Sport

Datum ______________

Frühstück

Mittag

Abendessen

Snacks

Sport

Notizen

Stimmung / Fitnesslevel

☐ ☐ ☐ ☐ ☐

☐ ☐ ☐ ☐ ☐

Gewicht ______________

Masse

Brust ______________

Taille ______________

Hüften ______________

Schenkel ______________

Arme ______________

Datum ____________

Frühstück

Mittag

Stimmung / Fitnesslevel

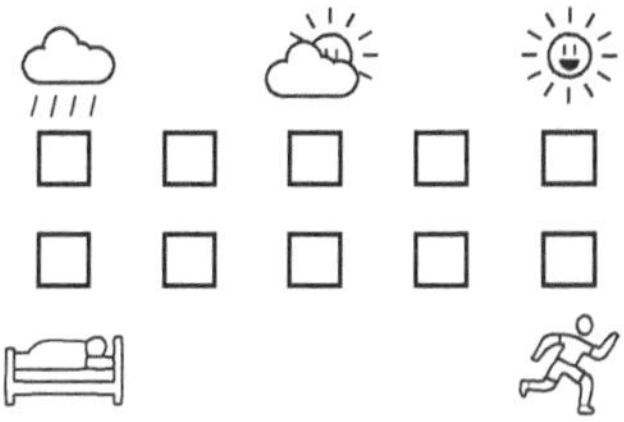

Abendessen

Veränderung ____________
(vgl. mit Tag 1)

Snacks

Sport

Datum ____________________

Frühstück

Mittag

Abendessen

Snacks

Sport

Notizen

Stimmung / Fitnesslevel

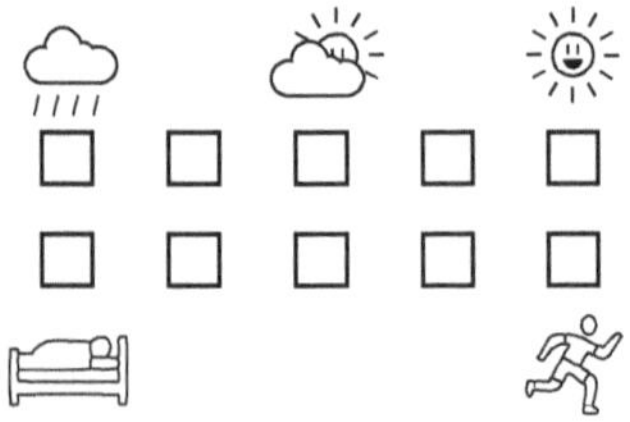

Sachen die gut laufen :

Datum ____________

Frühstück

Mittag

Abendessen

Snacks

Sport

Stimmung / Fitnesslevel

☐ ☐ ☐ ☐ ☐

☐ ☐ ☐ ☐ ☐

Sachen, die nicht so gut laufen:

Datum ____________

Frühstück

Mittag

Abendessen

Snacks

Sport

Notizen

Stimmung / Fitnesslevel

☐ ☐ ☐ ☐ ☐

☐ ☐ ☐ ☐ ☐

Dinge, die ich ändern sollte :

Datum ____________

Frühstück

Mittag

Stimmung / Fitnesslevel

☐ ☐ ☐ ☐ ☐

☐ ☐ ☐ ☐ ☐

Abendessen

Dinge, die ich verändert habe:.

Snacks

Sport

Datum ____________

Frühstück

Mittag

Abendessen

Snacks

Sport

Notizen

Stimmung / Fitnesslevel

☐ ☐ ☐ ☐ ☐

☐ ☐ ☐ ☐ ☐

Gewicht ____________

Masse

Brust ____________

Taille ____________

Hüften ____________

Schenkel ____________

Arme ____________

Datum ____________

Frühstück

Mittag

Stimmung / Fitnesslevel

☐ ☐ ☐ ☐ ☐

☐ ☐ ☐ ☐ ☐

Abendessen

Veränderung ____________
(vgl. mit Tag 1)

Snacks

Sport

326

Datum ____________________

Notizen

Frühstück

Mittag

Abendessen

Snacks

Sport

Stimmung / Fitnesslevel

☐ ☐ ☐ ☐ ☐

☐ ☐ ☐ ☐ ☐

Sachen die gut laufen :

Datum ______

Frühstück

Mittag

Stimmung / Fitnesslevel

☐ ☐ ☐ ☐ ☐

☐ ☐ ☐ ☐ ☐

Abendessen

Sachen, die nicht
so gut laufen:

Snacks

Sport

Datum ____________________

Notizen

Frühstück

Mittag

Abendessen

Snacks

Sport

Stimmung / Fitnesslevel

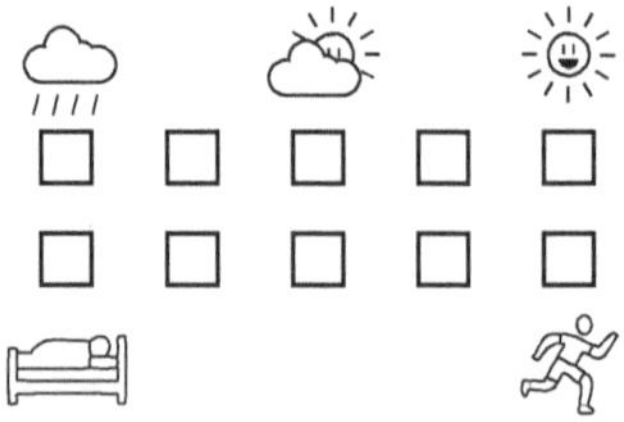

Dinge, die ich ändern sollte :

Datum ____________

Frühstück

Mittag

Stimmung / Fitnesslevel

☐ ☐ ☐ ☐ ☐

☐ ☐ ☐ ☐ ☐

Abendessen

Dinge, die ich verändert habe:.

Snacks

Sport

Datum ____________

Frühstück		Notizen
Mittag		
Abendessen		Stimmung / Fitnesslevel ☐ ☐ ☐ ☐ ☐ ☐ ☐ ☐ ☐ ☐
Snacks		Gewicht ____________ Masse Brust ____________ Taille ____________ Hüften ____________ Schenkel ____________ Arme ____________
Sport		

Datum

Frühstück

Mittag

Stimmung / Fitnesslevel

Abendessen

Veränderung

(vgl. mit Tag 1)

Snacks

Sport

Datum ____________

		Notizen
Frühstück		
Mittag		
Abendessen		Stimmung / Fitnesslevel
Snacks		Sachen die gut laufen :
Sport		

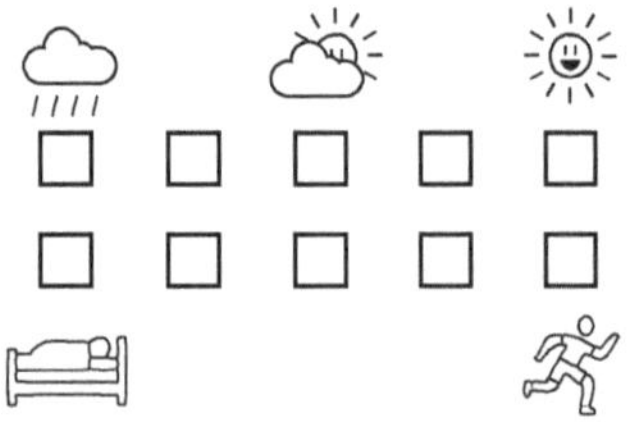

Datum ____________

Frühstück

Mittag

Stimmung / Fitnesslevel

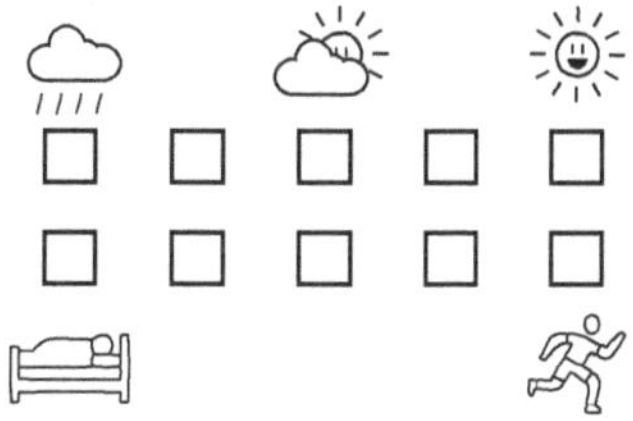

Abendessen

Sachen, die nicht so gut laufen:

Snacks

Sport

334

Datum ____________________

		Notizen
Frühstück		
Mittag		
Abendessen		Stimmung / Fitnesslevel ☐ ☐ ☐ ☐ ☐ ☐ ☐ ☐ ☐ ☐
Snacks		Dinge, die ich ändern sollte :
Sport		

Datum ____________

Frühstück

Mittag

Stimmung / Fitnesslevel

☐ ☐ ☐ ☐ ☐

☐ ☐ ☐ ☐ ☐

Abendessen

Dinge, die ich verändert habe:.

Snacks

Sport

Datum ____________

Frühstück

Mittag

Abendessen

Snacks

Sport

Notizen

Stimmung / Fitnesslevel

☐ ☐ ☐ ☐ ☐

☐ ☐ ☐ ☐ ☐

Gewicht ____________

Masse

Brust ____________

Taille ____________

Hüften ____________

Schenkel ____________

Arme ____________

Datum ____________

Frühstück

Mittag

Stimmung / Fitnesslevel

☐ ☐ ☐ ☐ ☐

☐ ☐ ☐ ☐ ☐

Abendessen

Veränderung ____________
(vgl. mit Tag 1)

Snacks

Sport

Datum ____________

Notizen

Frühstück

Mittag

Abendessen

Snacks

Sport

Stimmung / Fitnesslevel

☐ ☐ ☐ ☐ ☐

☐ ☐ ☐ ☐ ☐

Sachen die gut laufen :

Datum ____________

Frühstück

Mittag

Stimmung / Fitnesslevel

☐ ☐ ☐ ☐ ☐

☐ ☐ ☐ ☐ ☐

Abendessen

Sachen, die nicht
so gut laufen:

Snacks

Sport

Datum ____________

Frühstück

Mittag

Abendessen

Snacks

Sport

Notizen

Stimmung / Fitnesslevel

☐ ☐ ☐ ☐ ☐

☐ ☐ ☐ ☐ ☐

Dinge, die ich
ändern sollte :

Datum ____________

Frühstück

Mittag

Stimmung / Fitnesslevel

☐ ☐ ☐ ☐ ☐

☐ ☐ ☐ ☐ ☐

Abendessen

Dinge, die ich verändert habe:.

Snacks

Sport

Datum ____________

Notizen

Frühstück

Mittag

Stimmung / Fitnesslevel

Abendessen

Gewicht ____________

Masse

Brust ____________

Taille ____________

Hüften ____________

Schenkel ____________

Arme ____________

Snacks

Sport

Datum

Frühstück

Mittag

Stimmung / Fitnesslevel

Abendessen

Veränderung
(vgl. mit Tag 1)

Snacks

Sport

Datum ____________

Frühstück

Mittag

Abendessen

Snacks

Sport

Notizen

Stimmung / Fitnesslevel

☐ ☐ ☐ ☐ ☐

☐ ☐ ☐ ☐ ☐

Sachen die gut laufen :

Datum ____________

Frühstück

Mittag

Abendessen

Snacks

Sport

Stimmung / Fitnesslevel

☐ ☐ ☐ ☐ ☐

☐ ☐ ☐ ☐ ☐

Sachen, die nicht so gut laufen:

Datum ____________

Frühstück

Mittag

Abendessen

Snacks

Sport

Notizen

Stimmung / Fitnesslevel

☐ ☐ ☐ ☐ ☐

☐ ☐ ☐ ☐ ☐

Dinge, die ich ändern sollte :

Datum ____________

Stimmung / Fitnesslevel

☐ ☐ ☐ ☐ ☐

☐ ☐ ☐ ☐ ☐

Dinge, die ich verändert habe:.

Frühstück

Mittag

Abendessen

Snacks

Sport

Datum ____________

Notizen

Frühstück

Mittag

Abendessen

Snacks

Sport

Stimmung / Fitnesslevel

Gewicht ____________

Masse

Brust ____________

Taille ____________

Hüften ____________

Schenkel ____________

Arme ____________

Datum ____________

Frühstück

Mittag

Stimmung / Fitnesslevel

☐ ☐ ☐ ☐ ☐

☐ ☐ ☐ ☐ ☐

Abendessen

Veränderung ____________
(vgl. mit Tag 1)

Snacks

Sport

Datum ____________

		Notizen
Frühstück		
Mittag		
Abendessen		Stimmung / Fitnesslevel
Snacks		Sachen die gut laufen :
Sport		

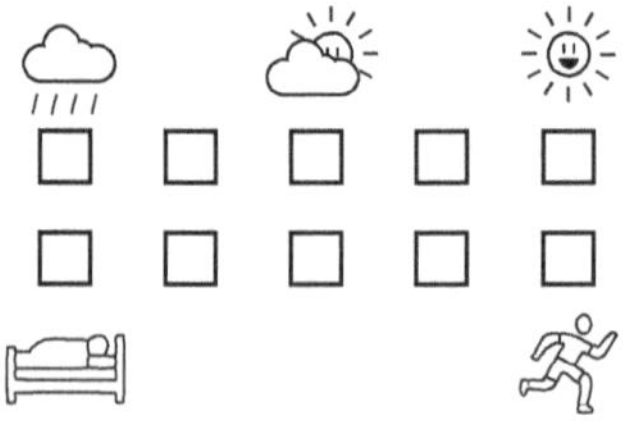

Datum ____________

Frühstück

Mittag

Stimmung / Fitnesslevel

☐ ☐ ☐ ☐ ☐

☐ ☐ ☐ ☐ ☐

Abendessen

Sachen, die nicht so gut laufen:

Snacks

Sport

Datum ____________

Frühstück

Mittag

Abendessen

Snacks

Sport

Notizen

Stimmung / Fitnesslevel

☐ ☐ ☐ ☐ ☐

☐ ☐ ☐ ☐ ☐

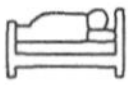 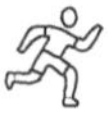

Dinge, die ich ändern sollte :

Datum ____________

Stimmung / Fitnesslevel

☐ ☐ ☐ ☐ ☐

☐ ☐ ☐ ☐ ☐

Dinge, die ich verändert habe:.

Frühstück

Mittag

Abendessen

Snacks

Sport

Datum ____________

Notizen

Frühstück

Mittag

Stimmung / Fitnesslevel

☐ ☐ ☐ ☐ ☐

☐ ☐ ☐ ☐ ☐

Abendessen

Gewicht ____________

Masse

Brust ____________

Taille ____________

Hüften ____________

Schenkel ____________

Arme ____________

Snacks

Sport

Datum ____________

Frühstück

Mittag

Stimmung / Fitnesslevel

Abendessen

Veränderung ____________
(vgl. mit Tag 1)

Snacks

Sport

Datum ____________

Frühstück

Mittag

Abendessen

Snacks

Sport

Notizen

Stimmung / Fitnesslevel

☐ ☐ ☐ ☐ ☐

☐ ☐ ☐ ☐ ☐

Sachen die gut laufen :

Datum ____________

Frühstück

Mittag

Abendessen

Snacks

Sport

Stimmung / Fitnesslevel

☐ ☐ ☐ ☐ ☐

☐ ☐ ☐ ☐ ☐

Sachen, die nicht so gut laufen:

Datum ________________

Notizen

Frühstück

Mittag

Stimmung / Fitnesslevel

☐ ☐ ☐ ☐ ☐

☐ ☐ ☐ ☐ ☐

Abendessen

Dinge, die ich ändern sollte :

Snacks

Sport

Datum ____________

Frühstück

Mittag

Stimmung / Fitnesslevel

Abendessen

Dinge, die ich verändert habe:.

Snacks

Sport

Datum ____________

Frühstück

Mittag

Abendessen

Snacks

Sport

Notizen

Stimmung / Fitnesslevel

☐ ☐ ☐ ☐ ☐

☐ ☐ ☐ ☐ ☐

Gewicht ____________

Masse

Brust ____________

Taille ____________

Hüften ____________

Schenkel ____________

Arme ____________

Datum ____________

Frühstück

Mittag

Stimmung / Fitnesslevel

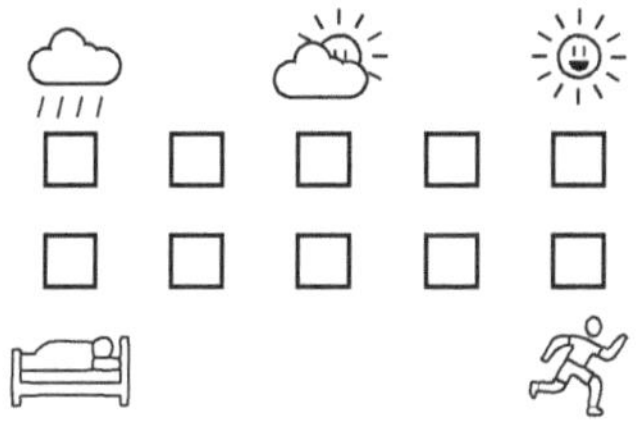

Abendessen

Veränderung ____________
(vgl. mit Tag 1)

Snacks

Sport

Datum ____________________

Frühstück

Mittag

Abendessen

Snacks

Sport

Notizen

Stimmung / Fitnesslevel

☐ ☐ ☐ ☐ ☐

☐ ☐ ☐ ☐ ☐

Sachen die gut laufen :

Datum ____________

Frühstück

Mittag

Stimmung / Fitnesslevel

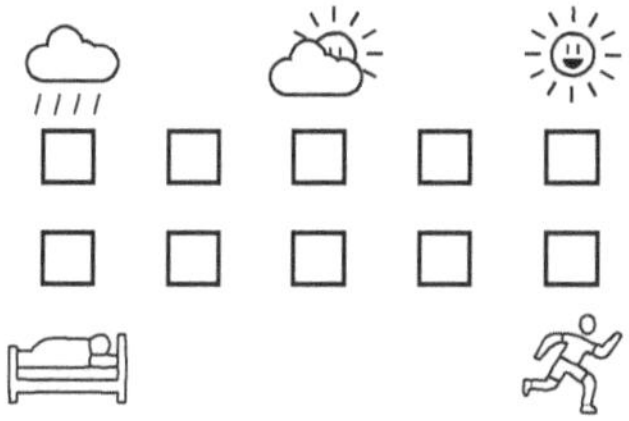

Abendessen

Sachen, die nicht so gut laufen:

Snacks

Sport

364

Datum ____________________

Frühstück

Mittag

Abendessen

Snacks

Sport

Notizen

Stimmung / Fitnesslevel

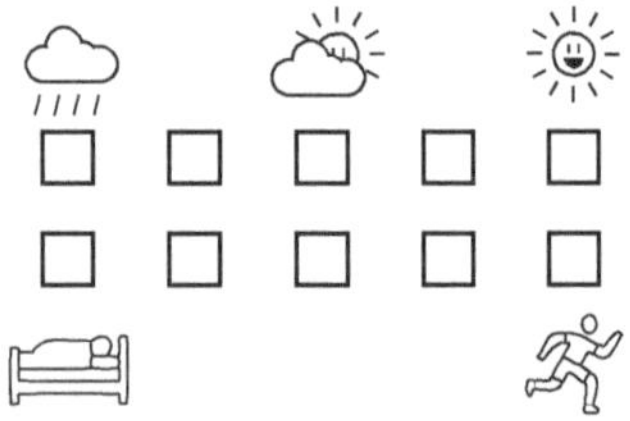

Dinge, die ich ändern sollte :

Datum ________________

Frühstück

Mittag

Abendessen

Snacks

Sport

Stimmung / Fitnesslevel

☐ ☐ ☐ ☐ ☐

☐ ☐ ☐ ☐ ☐

Dinge, die ich verändert habe:.

Icons made by monkik from www.flaticon.com

Wenn Dir dieses Buch gefällt, hinterlasse uns doch eine Bewertung auf amazon.de!

Printed in Poland
by Amazon Fulfillment
Poland Sp. z o.o., Wrocław

30420456R10208